Dr. med. Jürgen von Rosen

Mag. Andrea Thoma

Die Dr. von Rosen-Kur

Die 5 Säulen für ein langes und gesundes Leben

W0179827

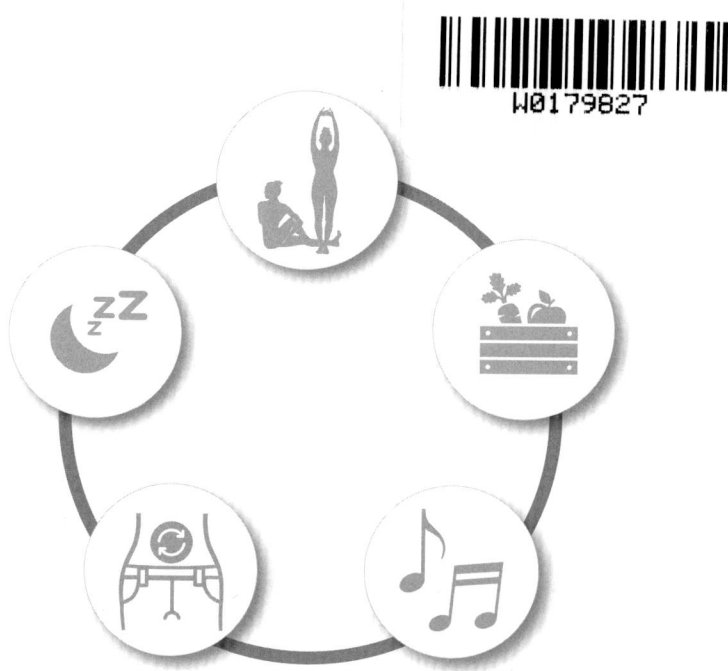

Impressum

© 2021 maxLQ, ein Unternehmensbereich der FID Verlag GmbH,
Koblenzer Str. 99, D-53177 Bonn

2. Auflage 2021

Geschäftsführung: Richard Rentrop, Daniel Feyen

Herausgeber: Daniel Feyen

Herstellung: Sebastian Gerber, Bonn

Produktmanagement: Maurice Warne

Chefredaktion: Dr. Jürgen von Rosen, Mag. Andrea Thoma

Satz & Layout: BB Design, Bettina Pour-Imani

Bildnachweis: https://stock.adobe.com/

Druck: Beltz GmbH, Bad Langensalza

ISBN: 978-3-95443-176-2

Inhalt

Das Beste aus der naturgemäßen Gesamtmedizin

Liebe Leserin, lieber Leser,

mit diesem Buch **„Die Dr. von Rosen-Kur"**, möchte ich Ihnen meine Erkenntnisse aus 50 Jahren Hausarztpraxis und aus über 30 Jahren Klinik-Erfahrung an die Hand geben. Dank dieser Kur können Sie jetzt gesund altern und glauben Sie mir, Ihr Leben wird sich zum positiv verändern.

Profitieren auch Sie von der Volksmedizin

Dieses Buch beinhaltet eine Auswahl meiner ganz persönlichen Gesundheits- und Lebenstipps. Viele davon stammen aus der allgemeinen Volksmedizin, wie sie schon seit Jahrhunderten von Generationen weitergegeben wird. Probieren auch Sie die alten Mittel der Volksmedizin einmal aus! Es sind Hilfsmittel, die sicher schon Ihrer Mutter und Großmutter geholfen haben und die der Gesundheit zuträglich sind. Natürlich rate ich Ihnen trotzdem, bei akuten gesundheitlichen Problemen sofort einen ärztlichen Kollegen zu kontaktieren.

Das Beste aus der Volksmedizin und den neuesten wissenschaftlichen Erkenntnissen

Das von mir entwickelte **5-Säulen-Medizin-Modell** bezeichne ich gern auch als meine „gute alte Volksmedizin" in Kombination mit den neuesten wissenschaftlichen Erkenntnissen. Im Rahmen der Dr. von Rosen-Kur habe ich es bereits bei Tausenden von Patienten erfolgreich angewandt.

Inzwischen kombiniere ich die Erkenntnisse der europäischen Medizin zusammen mit Althergebrachtem unserer „medizinischen Großväter" (wie zum Beispiel Pfarrer Sebastian Kneipp). Hinzu kommen die chinesische und indische Medizin und natürlich die neuesten Studien der Schulmedizin.

Ich bin ebenfalls ein großer Verehrer der Hildegard-Medizin (Hildegard von Bingen war eine deutsche Nonne und Heilerin aus dem Mittelalter.), der Medizin des bekannten Arztes Dr. F. X. Mayr (Begründer der Mayr-Kur, die vor allem der Entgiftung und Abnahme dient) und von Dr. Hans-Heinrich Reckeweg, dem deutschen „Entschlackungspapst".

Vor allem die Kollegen Mayr und Reckeweg haben die einzelnen Säulen meiner erfolgreichen Dr. von Rosen-Kur entscheidend beeinflusst. Hierbei geht es unter anderem um Schlacken und Gifte, die Ihr Körper als „Müllhalde" ansammelt, und die Sie krank machen, wenn sie nicht regelmäßig entsorgt werden.

Meine Forderung: Ärzte sollten sich viel mehr Zeit für ihre Patienten nehmen

Die 5 Säulen der Dr. von Rosen-Kur

Ich verspreche Ihnen, mit den 5 Säulen der Dr. von Rosen-Kur wird sich Ihr Leben verändern! Sie werden

1. Altes, in Form von Schlacken, aus Ihrem Körper loslassen und

2. auf eine gesunde, natürliche und kostengünstige („Nachkriegs"-)Ernährung umstellen,

3. sich im Alltag mehr bewegen,

4. viel mehr singen und lachen sowie

5. einen ungestörten Schlaf genießen.

Am Ende werden Sie

- sich wieder fitter und gesünder fühlen,

- wieder mehr Lebenslust und -freude empfinden und

- gesund alt werden.

Probieren Sie es aus!

Ich wünsche Ihnen viel Spaß beim Lesen und Freude bei Umsetzen meiner Kur.

Herzlichst

Ihr

Dr. Jürgen von Rosen

So bekämpfen Sie Krankheiten aus eigener Kraft und stärken Ihre Gesundheit

Alles, was die Dr. von Rosen-Kur ausmacht, geschieht „der Natur gemäß". Das ist mein Credo. Viele Tausend Patienten haben „meine Medizin" bereits erfolgreich ausprobiert, damit aktiv Krankheiten wie Migräne, Magenschmerzen und sogar Krebsleiden bekämpft sowie Ihre Gesundheit gestärkt. Das können auch Sie! Lesen Sie jetzt, wie die 5 Säulen meiner Dr. von Rosen-Kur auch Ihnen helfen können.

So entstehen Krankheiten

Krankheiten entstehen hauptsächlich aus diesen 5 Fehlern unserer Lebensführung:

1. mangelnde Entgiftung
2. falsche Ernährung
3. zu wenig Bewegung
4. gestörter Schlaf
5. fehlende Freude am Leben durchs Singen, Spielen und Lachen.

Und genau hier setzt meine Dr. von Rosen-Kur an.

Die wichtigsten Ziele meiner Kur

Sie sorgt dafür, dass

- Ihr Immunsystem wieder auf Vordermann kommt und

- Ihr Körper damit die krank machenden Aspekte aus eigener Kraft bekämpfen kann,
- Sie sich fitter und gesünder fühlen sowie
- mehr Lebensfreude verspüren.

Die 5 Säulen meiner Dr. von Rosen-Kur

Meine Kur ist ein naturgemäßes Gesundheitsmodell, das ohne Medikamente wirkt und aus 5 Säulen besteht:

Säule 1: Entgiftung und Entschlackung des Körpers

Hierbei ist das Hauptziel die Reinigung Ihres Körpers. Dabei stehen Wassertherapien wie die Dauerbrause, das ansteigende Fußbad sowie auch Darmreinigungen mit der Hydro-Colon-Therapie auf dem Kurprogramm. Details dazu erkläre ich Ihnen ab Seite 17. Diese erste Säule meiner Dr. von Rosen-Kur ist ganz wichtig, denn sie sorgt für einen gereinigten Körper. Hierauf bauen die weiteren Therapien auf.

Mein Doc-Tipp: Entgiften Sie zweimal im Jahr für jeweils zwei Wochen Ihren Körper – ganz einfach zu Hause.

Ein naturheilkundlich arbeitender Arzt sollte Ihre Entgiftungstherapie begleiten. Wenn Sie chronisch erkrankt sind, sollten Sie eine Entgiftung aber nur nach Rücksprache mit Ihrem Arzt durchführen. Viele Tipps, die Sie auch zu Hause durchführen können, wie Bäder, Bürstenmassagen oder den richtigen Tee zu trinken, bekommen Sie von mir auf den folgenden Seiten. Führen Sie eine Entgiftung am besten im Frühjahr und dann noch einmal im Herbst durch. In diesen Zeiten fällt es dem Körper besonders leicht, etwas loszulassen.

Säule 2: Richtige Ernährung

Die enorme Stärke der Ernährung ist, dass sie präventiv wirkt, also Krankheiten vorbeugt. Dazu müssen Sie allerdings vollwertig, aus biologischem Anbau und möglichst vegetarisch essen. Mit der richtigen Ernährung können Sie sich sogar heilen! Genau diese Möglichkeit setze ich in meiner Dr. von Rosen-Kur ein. Natürlich ist Ernährung bei vielen Erkrankungen kein Allheilmittel – aber sie ist ein entscheidender Baustein für ein gesundes Leben (und zum Gesundwerden!).

Mein Doc-Tipp: Stellen Sie Ihre Ernährung auf vegetarische Kost um.

Wenn Sie das (noch) nicht schaffen, dann essen Sie so wenig Fleisch und Wurst wie möglich. Kaufen Sie keine Fertiggerichte, sondern ausschließlich Bioware, denn die ist frei von Zusatzstoffen und wird zudem umwelt- und „tierschonender" hergestellt. Essen Sie langsam, kauen Sie Ihre Nahrung intensiv (am besten bis zu 30-mal pro Bissen!), trinken und reden Sie während des Essens nicht (oder nur wenig), denn das stört den Verdauungsprozess. Viele weitere Tipps und Rezepte finden Sie ab Seite 41.

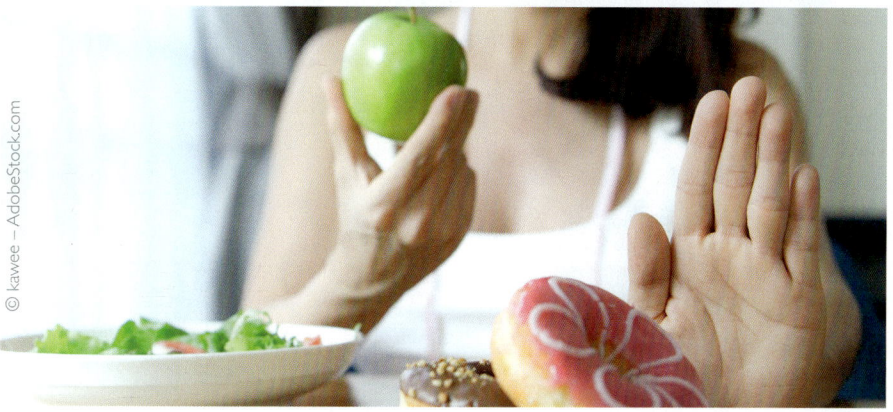

© kawee – AdobeStock.com

Säule 3: Ausreichend Bewegung

Ich laufe täglich dreimal den Weg in meine Praxis und dreimal von meiner Praxis wieder nach Hause, und zwar morgens, zum Mittagessen und abends. Zusätzlich jogge ich mindestens dreimal in der Woche etwa fünf bis zehn Kilometer durch den Rhön-Wald und im Winter steige ich auf die Langlaufski. Leider schaffen dieses Pensum die wenigsten Menschen und auch meine Frau streikt, wenn es um Marathontouren geht. Aber ohne Bewegung werden Sie krank! Deshalb sollten Sie mindestens 30 bis 45 Minuten am Tag gehen.

Mein Doc-Tipp: Gewöhnen Sie sich an, möglichst viele Strecken zu gehen.

Meiden Sie auch den Aufzug, und nehmen Sie lieber die Treppe, zum Beispiel, um zu Ihrem Büro oder in Ihre Wohnung zu gelangen. Das ist ein einfacher Weg, um mehr in Bewegung zu kommen. Viele weitere Ideen finden Sie ab Seite 25.

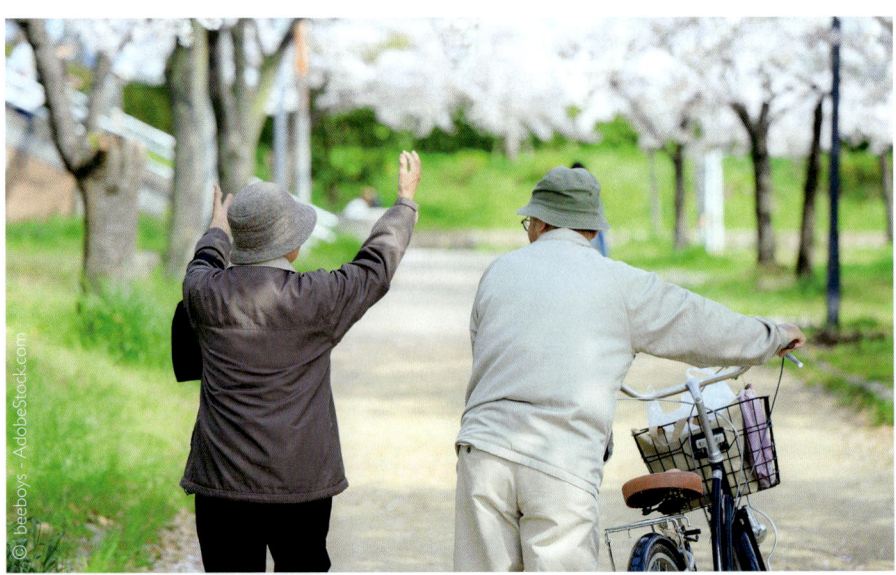

© beeboys – AdobeStock.com

Säule 4: Gesunder Schlaf

Ein gesunder Schlaf ist für Sie lebenswichtig. Nachts entspannen Ihr Körper und Ihre Psyche. Ihre Zellen regenerieren sich. Das passiert aber nicht, wenn Sie auf einem gestörten Schlafplatz liegen.

Mein Doc-Tipp: Wenn Sie schlecht schlafen oder häufig Kopfschmerzen haben, schieben Sie Ihr Bett probeweise ein Stück zur Seite.

Wenn das nicht hilft, lassen Sie Ihren Schlafplatz von einem Baubiologen untersuchen. Er sollte am besten mit einem Umweltmediziner zusammenarbeiten (Kontakte und weitere Informationen finden Sie ab Seite 31). **80 Prozent meiner Krebspatienten haben vor der Behandlung auf einem gestörten Schlafplatz geschlafen!** Finden Sie nicht auch, dass das eine alarmierende Zahl ist? Lassen Sie deshalb Ihren Schlafplatz untersuchen. Mehr dazu ab Seite 34.

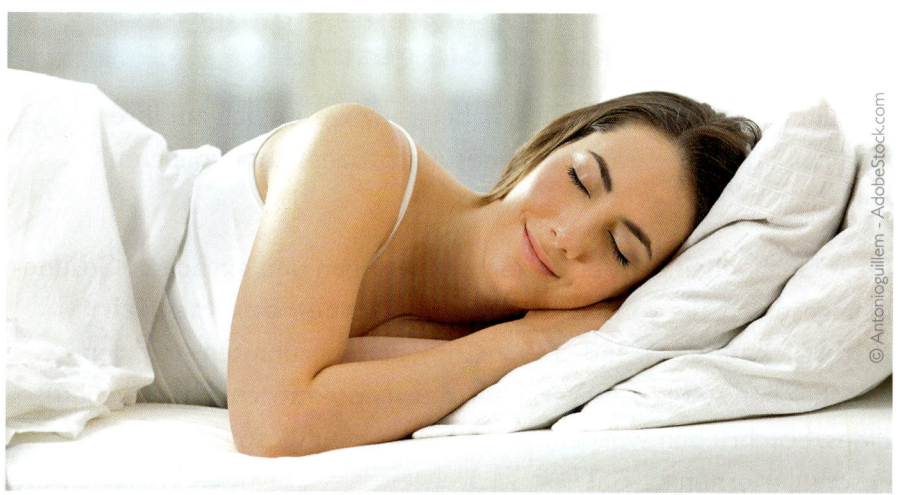

© Antonioguillem - AdobeStock.com

Säule 5: Neue Lebensfreude durchs Singen, Spielen und Lachen

Singen ist gesund, das weisen bereits zahlreiche Studien nach. Es ist sowohl für Ihre Atmung als auch für Ihren Rücken und auch Ihre Psyche gesund. In unserer Klinik wird jeden Freitagabend zu Beginn meines Vortrags gesungen. Ich bin dabei der „Vorsänger" des „Klinikchores".

> **Mein Doc-Tipp: Singen Sie so oft, wie Sie können – egal, wie gut oder schlecht.**
>
> Die Hauptsache ist, Sie tun es einfach. Auch lachen und spielen in einer Familien- oder Freundesrunde ist lebenswichtig für uns. Wir bestehen schließlich nicht nur aus unserem Körper, auch unsere Seele möchte „gestreichelt" werden. Schauen Sie gleich ab Seite 36 nach, wie das Singen Sie positiv beeinflussen kann.

Ihre Eigenverantwortung und ein intaktes Immunsystem halten Sie gesund

Bei all diesen Säulen kommt es aber ganz wesentlich auf Ihre Eigeninitiative an, damit Ihr Genesungsprozess „mit Volldampf" anläuft.

Mein Gesundheitsmodell basiert auf wenigen und einfachen Gesundheitsgesetzen, die zum Teil schon vom **„Vater der Medizin"**, **Hippokrates** (ca. 460–370 v. Chr.), dem berühmten Arzt der griechischen Antike und Verfasser des hippokratischen (ärztlichen) Eides, beschrieben wurden. Auch Sie können diese Gesundheitsgesetze erlernen.

Der von mir hochverehrte **Pfarrer Sebastian Kneipp** (1821–1897) hat sein Gesundheitsmodell auf den Gedanken und Lehren von Hippokrates aufgebaut und damit einen außerordentlich wichtigen Grundstein der Gesundheitsbewegungen im 19. und 20. Jahrhundert gelegt. Auch seine Erkenntnisse habe ich in meiner Dr. von Rosen-Kur berücksichtigt.

Sorgen Sie für eine Einheit von Körper, Geist und Seele

Außerdem betrachte ich als naturheilkundlich arbeitender Arzt, im Gegensatz zu Schulmedizinern, Ihre gesundheitlichen Probleme nicht ausschließlich in dem Bereich, in dem sie in Ihrem Körper Beschwerden auslösen. Im Vordergrund steht für mich immer der Patient als ganzer Mensch. Anders formuliert: Ich betrachte die Einheit von Körper, Geist und Seele. Das ist für mich keine Esoterik, sondern diese Einheit beruht auf uralten Prinzipien unserer Volksmedizin. Ist sie gestört, werden Sie krank.

Mein Fazit: Das einfache Gesundheitsmodell meiner Dr. von Rosen-Kur hält Sie gesund. Wenn Sie krank sind, kennen Sie damit auch die wichtigsten Eckpfeiler, um schneller wieder auf naturgemäße Weise auf die Beine zu kommen. Probieren Sie es aus!

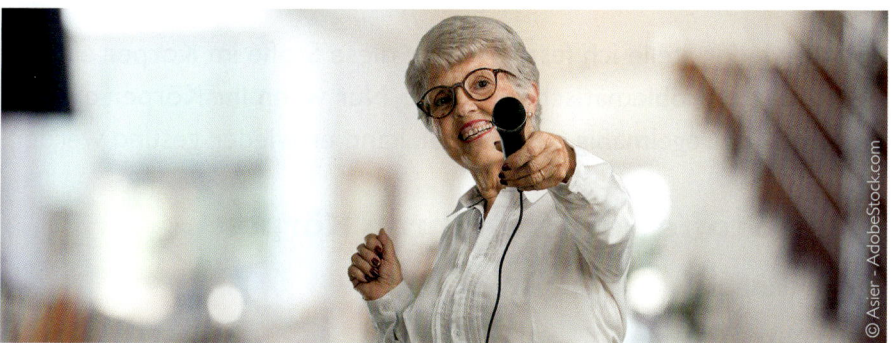

© Asier - AdobeStock.com

Raus mit dem Giftmüll – neue Energie für Ihren Körper

Die 1. Säule meiner Dr. von Rosen-Kur ist die konsequente Entgiftung Ihres Körpers. Wenn Sie alten Ballast loslassen, fühlen Sie sich danach fitter, gesünder und energiegeladener. Ein übersäuerter, vergifteter Körper verursacht Krankheiten. Wie Sie sich von solchen Altlasten befreien können, verrate ich Ihnen hier.

„Menschengifte" machen Sie krank – eine Entgiftung macht Sie wieder gesund

Den Ausdruck „Menschengifte" hat ein bekannter Mediziner geprägt. Ich bin ein großer Bewunderer der sogenannten Homotoxinlehre von Dr. Hans-Heinrich Reckeweg (1905–1985). Nach seiner Lehre entstehen chronische Krankheiten hauptsächlich durch Einlagerungen von Abfallstoffen im Bindegewebe. Reckeweg bezeichnete diese Schadstoffe als „Homotoxine", wörtlich übersetzt bedeutet das „Menschengifte".

Immer wieder stelle ich fest: Je länger diese Stoffe im Körper einlagern, desto problematischer sind sie. Nur wenn Ihr Körper diese Homotoxine regelmäßig ausscheidet, kann er wieder gesund werden.

Diese Stoffe vergiften Ihren Körper

- Alkohol
- Nikotin

- Schwermetalle

- chemische Stoffe wie Pestizide, die wir durch die Nahrung aufnehmen

- Gärungs- und Eiweiß-Fäulnisprodukte, die sich im Dünndarm bilden

Auswirkungen einer Schadstoffbelastung

Häufig merken Sie gar nicht, dass Sie mit Schadstoffen belastet sind. Sie fühlen sich vielleicht antriebslos oder haben öfters Kopfschmerzen – genau dahinter steckt die „Müllhalde in Ihrem Körper"!

Ein Beispiel dazu: *Würde der Müll in unseren Städten nicht weggefahren werden, begännen die Straßen zu stinken und zu verstopfen. Genau das passiert auch in Ihrem Körper! Der Zellmüll im Bindegewebe wird, wenn er nicht regelmäßig entsorgt wird, immer mehr und verstopft so die Zellreinigung. Ihr sogenanntes Molekularsieb, die Kontrollstation zwischen Zelle und Kapillaren (feinste Verzweigungen der Blut- und Lymphgefäße), funktioniert dann nicht mehr, und der „Stoffwechselmüll" häuft sich immer weiter an. Ihre Zellen werden dann, trotz ausreichender Nahrungszufuhr, nicht mehr richtig ernährt.*

Erster Entgiftungsschritt: Bestimmen Sie Ihren Säure-Basen-Spiegel

Bei der Dr. von Rosen-Kur wird zunächst Ihr Säuren-Basen-Spiegel untersucht. Sie können aber auch einen Säure-Test zu Hause durchführen oder Ihren Hausarzt danach fragen. Kaufen Sie sich in der Apotheke sogenannte Urin-Teststreifen, auch Lackmuspapier genannt (100 Stück kosten etwa 17 €). Anhand der verschiedenen Farben auf dem Papierstreifen können Sie leicht den Säurewert Ihres Urins ablesen. Beachten Sie hierbei die Hinweiszettel auf der jeweiligen

Verpackung oder lassen Sie sich vom Apotheker beraten. Wenn Sie diesen Test mehrmals täglich (am besten alle zwei Stunden) durchführen, dann erhalten Sie eine persönliche Tageskurve. Üblicherweise sollte in dieser Kurve zweimal der pH-Wert über der Zahl 7 liegen.

Mit diesen 3 Doc-Tipps beschleunigen Sie den Entgiftungsprozess Ihres Körpers

1. **Achten Sie auf eine naturgemäße Ernährung und trinken Sie täglich bis zu einem Liter Kräutertee.** Alle Nährstoffe bitte immer gut kauen, denn nur dann werden sie von Ihrer Darmschleimhaut aufgenommen und es entstehen weder Gärung noch Fäulnis im Darm. Machen Sie zwischen den Mahlzeiten mindestens vier Stunden Pause, damit sich Ihr Blutzucker erholen kann. Essen Sie möglichst nicht nach 20 Uhr. Fertiggerichte sollten Sie besser komplett meiden.

2. **Bewegen Sie sich täglich mindestens 30 Minuten.** Gehen Sie joggen, walken oder fahren Sie Fahrrad – Hauptsache alle Muskelgruppen werden aktiviert. Außerdem werden über den „sauren" Schweiß überschüssige Säuren ausgeschieden.

3. **Machen Sie Wasser- und Bürstentherapien.** Gut sind zum Beispiel Basenbäder. Das sind Vollbäder über einen Zeitraum von 30 bis 60 Minuten mit basischem Salz (ca. 2 bis 3 EL) wie *Meine Base, Jentschura, 2,75 kg ca. 48 €.* Gehen Sie einmal in der Woche in die Sauna und/oder genießen Sie täglich eine Ganzkörper-Bürstenmassage. Auch mit diesen Maßnahmen befreien Sie sich von zu vielen Säuren.

Manchmal muss doch der Arzt her – so befreie ich Patienten erfolgreich von ihrem „Müll"

Die stationäre und auch die ambulante Ausscheidungstherapie sollten sich immer mehrerer Wege bedienen, weil es auf diese Weise am einfachsten gelingt, Giftstoffe in genügender Menge auszuleiten. Das sind die drei wichtigsten Methoden.

1. Ausleitung über die Haut

Die Dauerbrause ist unser wichtigstes medizinisches Mittel für die Entgiftung über die Haut. Sie wurde von einem jungen Amerikaner namens Parasco entwickelt, der mithilfe einer mehrstündigen Brause seinen Leistenbruch selbst ausheilen konnte. Ich lernte die Dauerbrause 1978 kennen und habe sie umgehend in meine 5-Säulen-Therapie integriert. Fragen Sie Ihren Arzt, wer in Ihrer Nähe diese Therapie anbietet.

Die Dauerbrause ist eine Kombination von warmem, leicht massierendem Wasser, einer mit negativen Ionen angefüllten Luft, einer sanften Überwärmung und dann wieder leichten Abkühlung der Haut und einer positiven Reizung des Nervensystems. Sie dauert eine Stunde! Über die Haut wird durch das lange Brausebad eine tief greifende Reinigung ausgelöst, die auch die inneren Organe betrifft. Die Dauerbrause wird nicht von den Krankenkassen bezahlt und kostet etwa 20 bis 25 €. Ich empfehle Ihnen als Kur mindestens fünf bis 10 Dauerbrausen, jeweils drei pro Woche.

2. Ausleitung über den Darm

Das zweitgrößte Ausscheidungsorgan Ihres Körpers ist der Darm. Sie kennen bestimmt den Ausspruch: „Der Tod sitzt im Darm." Da ist viel Wahres dran. Zur Darmausleitung sind sogenannte

Darmbäder (Colon-Hydro-Therapie) sehr wirksam. Fragen Sie auch hierzu Ihren Arzt. Er kann Ihnen sicher eine Empfehlung geben. Die Kosten werden ebenfalls nicht von der Krankenkasse übernommen. Sie liegen zwischen 80 und 150 €. Eine solche Darmspülung empfehle ich Ihnen ein- bis zweimal im Jahr.

Bevor dabei der Dickdarm über eine Schlauchverbindung zwischen After und einem technischen Gerät mit warmem Wasser gereinigt wird, sollte vom Therapeuten eine Bauchmassage durchgeführt werden. Sollten Sie Probleme mit der Verdauung haben, empfehle ich Ihnen, sie mehrfach wöchentlich auch **selbst** vorzunehmen.

Die Bauchmassage geht so:

Umkreisen Sie mit Ihrem Handballen ca. drei Minuten lang Ihren Nabel. Üben Sie dabei wenig Druck aus. Arbeiten Sie immer im Uhrzeigersinn. Durch diese einfache und wohltuende Massage wird Ihr Dünndarm, die Zentrale Ihrer „Müllentsorgung", angeregt, aktiver zu arbeiten. So wird die Darmtätigkeit insgesamt besser.

3. Ausleitung über Niere und Leber

Nach Haut und Darm sind Ihre Niere und Ihre Leber die wichtigsten Ausscheidungsorgane, die bei einer Entgiftung unbedingt aktiviert werden müssen.

Für Ihre Niere ist dabei besonders das Trinken wichtig. Ich empfehle Ihnen eine tägliche Trinkmenge von mindestens 1,5 bis 2 Liter stilles Wasser.

Sehr hilfreich ist auch das sogenannte ansteigende Fußbad. Dabei stehen die Füße in warmem Wasser, das vom Therapeuten allmählich erwärmt wird. Lassen Sie sich diese Behandlung von einem Arzt oder Therapeuten zeigen, dann können Sie sie auch zu Hause durchführen.

Bei der Dr. von Rosen-Kur verbinden wir dieses Fußbad immer mit einer Fußreflexzonenmassage. Fragen Sie Ihren Arzt, ob er Ihnen in Ihrer Nähe einen guten Fußreflexzonen-Therapeuten empfehlen kann. Die Therapie wird nicht von den Krankenkassen bezahlt. Ein ansteigendes Fußbad kostet in der Regel etwa 20 bis 25 € und eine Fußreflexzonenmassage 35 bis 45 €. Sie sollten mindestens zehn Behandlungen machen. Das ist nicht billig, aber es lohnt sich.

Für Ihre Leber kommen sogenannte Choleretika in Form von Bitterstoffen in Betracht, zum Beispiel *Bitterkraft, Hildegard-von-Bingen-Medizin, 200 ml etwa 30 €*. In der Apotheke bekommen Sie verschiedene Bitterkraft-Präparate. Lassen Sie sich von Ihrem Apotheker beraten, auch bezüglich der Einnahme der jeweiligen Präparate. Natürlich hilft der Leber auch ein warmer Umschlag, eine Wärmflasche oder ein kleiner Heusack (erhältlich in der Apotheke oder im Reformhaus). Alle drei Mittel können jeweils 30 bis 60 Minuten auf dem Bauchraum verbleiben.

Mein Fazit:
Sie sehen, dass die Entgiftung Ihren Körper im wahrsten Sinne des Wortes reinigt. Wenn Sie diese Entgiftung mit einer gesunden Ernährung, viel Bewegung im Alltag und meinen Tipps für einfache Wassertherapien und Ausleitungen konsequent durchführen, dann garantiere ich Ihnen, dass Sie sich bald energiegeladener, fitter und auch schmerzfreier fühlen..

Essen Sie „Nachkriegskost" und verlängern Sie Ihr Leben

Im Jahr 1948 gab es in Deutschland ca. 2.000 Herzinfarkte pro Jahr – 20 Jahre später waren es bereits 140.000 Infarkte. Eine alarmierende Zahl. Ein wichtiger Grund: die falsche Ernährung! Deshalb rate ich Ihnen bei der Dr. von Rosen-Kur ausschließlich zur vegetarischen Vollwertkost mit gesunden Fetten, wenigen Kohlenhydraten und gesundem Eiweiß. Diese Kombination wirkt bei vielen Krankheiten gesundheitsfördernd. Ich zeige Ihnen hier, wie Sie meine Dr. von Rosen-Ernährung ganz einfach zu Hause nachmachen können.

Essen Sie einfache Kost und kleinere Portionen

Direkt nach dem Zweiten Weltkrieg gab es wenig zu essen. Die Nahrung war durch sogenannte „Lebensmittelkarten" rationiert. Die Älteren unter Ihnen werden sich ganz bestimmt noch daran erinnern. Das Essen bestand damals hauptsächlich aus Kartoffeln und Gemüse (selbst angebaut), Milchsuppe mit Roggenmehl, Kartoffeln mit Quark, Brot, wenig Zucker und Butter. Nicht zu vergessen: Die Portionen waren deutlich kleiner als heute.

Diese Erkenntnisse können Sie direkt als **ersten Schritt in Ihrem Ernährungskonzept** berücksichtigen: **Kochen Sie einfache Gerichte und essen Sie kleine Portionen**. Damit haben Sie bereits einen Veränderungsprozess in Ihrem Alltag angestoßen, der sich positiv auf Ihre Gesundheit auswirken wird. Das verspreche ich Ihnen!

Die Gründe für die gesteigerte Krankheitsquote liegen für mich klar auf der Hand: Wir essen zu viele tierische Fette, zu viele Kohlenhydrate, zu viele chemisch veränderte Lebensmittel und wir bewegen uns eindeutig viel zu wenig!

Stellen Sie Ihre Ernährung um

Achten Sie bereits beim Einkauf auf mineralstoffhaltige Ware (Gemüse, Salate) und gesunde Öle. Lassen Sie gleichzeitig Weißmehlprodukte und Zucker im Regal stehen. Das ist bereits ein guter Start, um sich besser zu ernähren.

Ich habe für die Dr. von Rosen-Kur eine Alternative zur Getreideernährung gesucht und kam fast automatisch bei der Nachkriegsernährung an, denn hier war die mineralstoffreiche Kartoffel ein Hauptelement.

Essen Sie am Abend Kartoffeln und fast ausschließlich Gemüse. Langweilig? Nein, denn Sie können diese Kombination durch verschiedene leicht verdauliche Gemüsesorten variieren, immer einen Esslöffel Lein- oder Leindotter-Öl und ein wenig Kräuter darüber geben (Rezepte finden Sie ab Seite 41). Das ist gesund, bildet keine Gifte im Darm und schmeckt Ihnen ganz bestimmt.

Achten Sie auf versteckte Geschmacksverstärker

Im Rahmen der Dr. von Rosen-Ernährung gibt es auch ab und zu Eier sowie Milchprodukte. Bereiten Sie alle Speisen stets ohne Geschmacksverstärker oder chemische Zusatzstoffe zu.

Nun habe ich Ihnen so viel von der gesunden, einfachen Kost im Rahmen der Dr. von Rosen-Kur erzählt, dass ich Ihnen die wichtigsten Elemente für Frühstück, Mittag- und Abendessen vorstellen möchte.

Die Dr. von Rosen-Ernährung für Sie zum Nachmachen

Frühstück: Dinkelmus oder Dinkelsuppe aus frisch gemahlenem Schrot, eventuell angereichert mit etwas Butter und Gewürzen sowie Salz und einem Teelöffel Nüssen. Alternativ gibt es eine Kartoffelsuppe mit etwas Salz und Leinöl. Besonders die Kartoffelsuppe ist sehr basenüberschüssig und gerade, wenn Sie magenkrank sind, eine wunderbare Alternative zum Brot. Wenn Sie auf Ihr Frühstücksbrot überhaupt nicht verzichten können, empfehle ich Ihnen Dinkel- oder Knäckebrot mit einem vegetarischen Aufstrich, Tomaten, Gurken und Kräutern oder alternativ auch ab und zu ein wenig Honig.

Mittagessen: Zum Start empfehle ich Ihnen grundsätzlich einen Rohkostsalat aus verschiedenen Gemüsesorten mit Oliven-, Lein- oder Rapsöl und Kräutern verfeinert. Dazu ein Kartoffelgericht mit gedünstetem Gemüse und frischen Gewürzen. Sie können auch etwas Schafs- oder Ziegenkäse dazugeben. Möglich sind auch Kartoffel-Auflauf, Kartoffel-Pizza oder eine Kartoffel-Lasagne. Natürlich können Sie die Kartoffeln an manchen Tagen auch durch Dinkelnudeln oder Vollkornreis ersetzen. Dann sollten Sie aber zum Abendessen Kartoffeln essen. Zum Nachtisch empfehle ich Ihnen etwas Quark, Joghurt mit Früchten, Obstcreme oder Rote Grütze.

Wichtig zu wissen! *Während der Dr. von Rosen-Kur sollten Sie zum Mittagessen keine Getränke zu sich nehmen. Das Trinken während des Essens erschwert die Verdauung. Außerdem sollten Sie während des Essens möglichst nicht sprechen, um Ihre Mahlzeit bewusst wahrzunehmen und ausreichend zu kauen. Nur gut zerkleinerte Nahrung* verlässt ohne Gärung den Magen-Darm-Trakt. Außerdem merken Sie so schneller, ob Sie satt sind, und essen nicht über Ihren Hunger hinaus.

Abendessen: Zum Abendessen können Sie Varianten des Mittagessens, nur ohne Salate und Dessert, ausprobieren.

Fakt ist: Sind Sie krank, bringt Sie die vegetarische Ernährung schneller wieder auf die Beine

Daher basiert die Dr. von Rosen-Kur auf vegetarischer Kost. Aber auch ich esse hin und wieder (aber sehr selten!) ein Stück Fisch, ein kleines Stück Biofleisch oder nasche vom Rhön-Schinken. Aber ich bin völlig gesund, bewege mich viel und kann deshalb auch etwas Fleisch und Fisch vertragen.

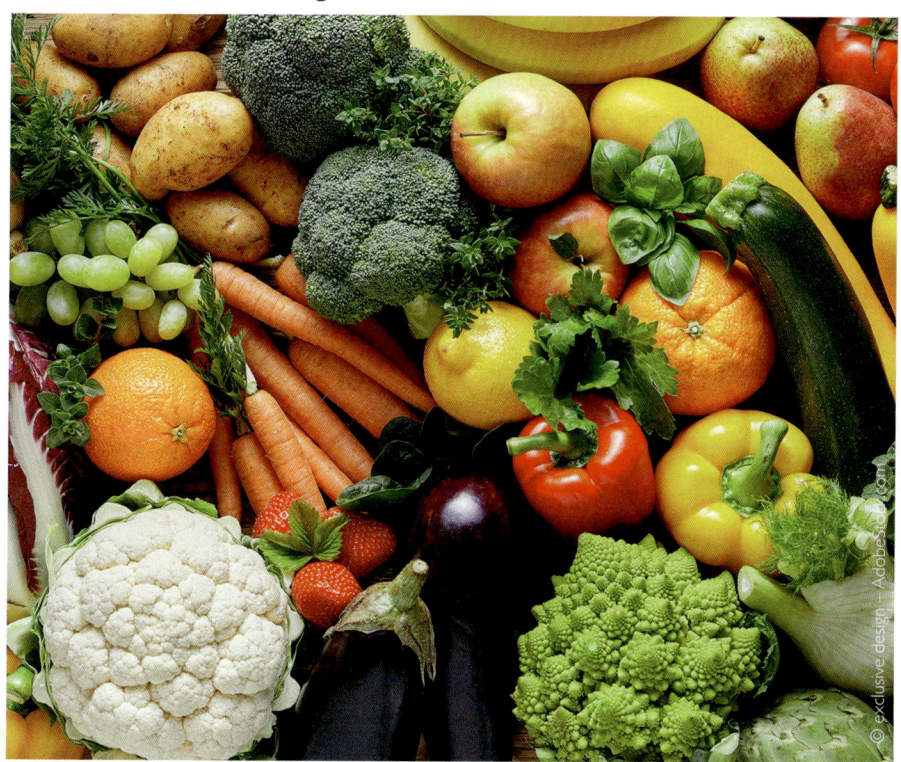

Zum Schluss kann ich Ihnen noch Folgendes berichten: Es gibt drei große Studien aus Deutschland, die alle in Bezug auf vegetarischer Ernährung zu einem identischen Ergebnis kommen. Die Studien sind bereits mehr als 10 Jahre alt und stammen von der Universität Gießen, vom Krebsforschungszentrum Heidelberg und vom Bundesgesundheitsamt in Berlin. Ihre gemeinsame Aussage lautet:

Vegetarier haben die geringste Krankheitsanfälligkeit, das normalste Körpergewicht sowie die günstigsten Blutdruckwerte. Ebenso haben sie eine längere Lebenserwartung und eine signifikant geringere Krebshäufigkeit.

Das sollte doch auch Sie zum Umdenken anregen, wenn Sie sich nicht schon längst vegetarisch ernähren. Wer von uns möchte nicht gesund alt werden? Mich haben die Studien jedenfalls absolut überzeugt und deshalb basiert meine Dr. von Rosen-Ernährung auf diesem Grundprinzip des fleischlosen, einfachen Essens.

Mein Fazit: Um sich nach der Dr. von Rosen-Kur zu ernähren, brauchen Sie kein Kochbuch. Alle Mahlzeiten sind einfach zusammenzustellen, bestehen hauptsächlich aus Gemüse, Salat, Obst, Nüssen und Kräutern, ergänzt mit Milchprodukten in Maßen. Vergessen Sie das ausreichende Kauen und das Genießen der Nahrung nicht. Essen Sie ohne Stress und ohne Ablenkung. Bevorzugen Sie eher kleinere Portionen und hören Sie auf zu essen, wenn Sie satt sind. Schlussendlich wird mit dieser Ernährung sogar Ihr Haushaltsbudget geschont.

Laufen Sie dem Alter und den Krankheiten davon

Sie kennen sicher den Ausspruch des bekannten englischen Politikers Sir Winston Churchill (1874–1965): „Sport ist Mord." Das sehe ich vollkommen anders! Ich mache schon mein ganzes Leben lang Sport, sogar Marathonläufe. Hier kommen meine persönlichen Bewegungstipps für Sie, damit Sie Ihren inneren Schweinehund erfolgreich überwinden und Ihre Gesundheit bis ins hohe Alter fördern.

10 gute Gründe für ausreichend Bewegung

1. **Sie steigern Ihre Glücksgefühle** durch Botenstoffe wie Serotonin und Dopamin, die unser Körper beim Sport vermehrt ausschüttet.

2. **Sie stärken Ihre Muskeln, Knochen, Sehnen und das Bindegewebe.** Das hält Sie länger fit und wirkt gegen den Alterungsprozess.

3. **Sie verbessern Ihre Herzgesundheit.** Dabei sinken Ruhepuls und Blutdruck. Die Anzahl der roten Blutkörperchen nimmt zu und die Durchblutung verbessert sich.

4. **Sie erhöhen Ihre Atemkapazität**. Bei körperlicher Anstrengung atmen wir bis zu 100 Liter Sauerstoff ein.

5. **Sie verbessern Ihr Lymphsystem** und damit werden Körpergifte schneller abgebaut.

6. **Sie stärken Ihre Gehirnleistung.** Das geschieht durch die vermehrte Sauerstoffaufnahme.

7. **Sie halten oder verbessern Ihr Gewicht**, denn nur durch Bewegung wird wirksam Fett verbrannt.

8. **Sie führen Ihren inneren Organen mehr Sauerstoff zu.** Dadurch werden sie besser durchblutet und das hält sie gesünder.

9. **Sie verbessern Ihre Schlafqualität.** Denn durch sportliche Bewegung lösen sich Spannungen in Ihrem Körper auf, Stresshormone werden schneller abgebaut. So können Sie besser entspannen und auch besser schlafen.

10. **Sie verbessern Ihre körpereigene Regenerationsfähigkeit auch nach einer (schweren) Krankheit.** Durch Sport läuft der Entgiftungsprozess in Ihrem Körper schneller an, Ihre Gefäße bleiben oder werden gesund, Ihre Psyche entspannt, mehr Zufriedenheit stellt sich ein, die Stimmung steigt.

Legen Sie noch heute los!

Das Entscheidende dabei ist: Es kommt gar nicht so sehr darauf an, wie lange Sie sich bewegen, sondern darauf, dass Sie überhaupt „in die Gänge kommen".

Es reicht häufig schon aus, ganz klein anzufangen, damit sich Ihr Lebensgefühl spürbar verbessert. Zum Beispiel: Sie wohnen im zweiten Stock und benutzen täglich mehrfach den Aufzug. Was hält Sie davon ab, die Treppen zu gehen, wenn Sie nicht stark körperlich eingeschränkt sind?

Oder: Sie wohnen in der Stadt und fahren mit der U-Bahn. Die Stationen liegen oft nur 800 Meter auseinander. Steigen Sie doch einfach eine Station früher aus und gehen Sie die 1.000 Schritte zu Fuß.

Mein Doc-Tipp: Mehr Schritte am Tag zu gehen, verhilft schon zu viel mehr Fitness.

Wer aber insgesamt sportlicher – und damit gesünder! – werden möchte, dem empfehle ich, sich mindestens dreimal pro Woche ca. 30 bis 60 Minuten sportlich zu betätigen.

Mein Fitness-Geheimnis: Beim Sport nicht aus der Puste kommen

Trainieren Sie im sogenannten aeroben Bereich. „Aerob" ist übrigens ein altgriechischer Begriff und bedeutet „Luft". Und genau diese Luft benötigen Sie, um auf gesunde Weise zu trainieren. Sie sollten dabei nicht aus der Puste kommen und Ihre Muskeln genügend Sauerstoff haben, um richtig arbeiten zu können. Sind Sie zu schnell, übersäuern Ihre Muskeln und beginnen, zu schmerzen (Muskelkater). Das sollten Sie unbedingt vermeiden! Dann fehlt Ihnen nämlich der Spaßfaktor beim

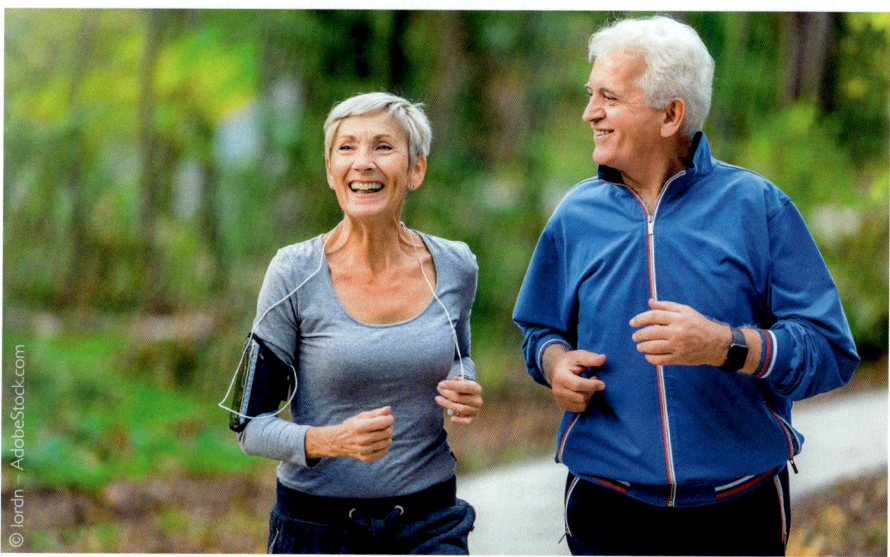

© Iordn – AdobeStock.com

Sport mit einem Partner kann die Motivation erhöhen.

Sport. Den brauchen Sie aber, um dranzubleiben. Langsam zu laufen, ist also kein Paradoxon, sondern eine Erkenntnis aus dem Spitzensport.

Außerdem verbrennen Sie beim langsamen Laufen auch am meisten Fett. Der Zuckerspeicher in Ihrem Körper, in dem die Kohlenhydrate eingelagert sind, wird vor allem beim Laufen (oder Fahrradfahren, Walken, Nordic-Walken, Schwimmen etc.) mit mittlerer und hoher Intensität (ab ca. 11 km/h) in Anspruch genommen. Wenn Sie also mit dem Sport ein paar Kilo verlieren möchten, dann müssen Sie langsam, aber mindestens 30, besser 45 Minuten – am besten alle zwei Tage –, trainieren. So wird Fett schneller in Energie umgewandelt. Zudem wird Ihr Fettstoffwechsel durch regelmäßiges Ausdauertraining verbessert.

Mein Doc-Tipp: Um in dieser gesunden aeroben Form zu trainieren, sollten Sie beim Laufen den Mund noch geschlossen halten (also durch die Nase atmen) beziehungsweise sich noch mit einem möglichen Laufpartner unterhalten können.

Meine 8 Bewegungstipps für Sie

1. **Haben Sie eine Vision.** Mit Vorstellungskraft arbeiten alle Spitzensportler. Und das geht so: Visualisieren Sie für ein paar Minuten, wie Sie Ihr Sportdress anziehen, das Haus verlassen und loslaufen. Fühlen Sie, wie Sie den frischen Sauerstoff genießen und sich danach rundum wohlfühlen. Wenn Sie lieber Fahrrad fahren, skaten oder schwimmen, dann stellen Sie sich auch diesen Bewegungsablauf täglich mehrfach intensiv vor.

2. **Lassen Sie sich vom Arzt durchchecken.** Jeder Hausarzt oder ein Sportarzt kann Ihre Fitness durchchecken (EKG, Belastungstest, Blutuntersuchungen, Puls etc.). Das ist wichtig,

vor allem wenn Sie an chronischen Krankheiten leiden. Hier sollten Sie das Go Ihres Arztes vor dem Sport einholen.

3. **Ihre „sportliche Umgebung" muss Ihnen gefallen.** Was immer Sie unternehmen, es muss Ihnen Spaß machen und die Umgebung sollte Sie inspirieren. Wenn Sie lieber schwimmen, suchen Sie sich das Schwimmbad nach Ihrem Geschmack aus. Es sollte schnell erreichbar, sauber und hell sein. Das ist genauso wichtig für Ihre Entspannung wie eine schöne Laufstrecke.

4. **Beginnen Sie langsam mit dem Sport.** Wie bereits erwähnt, ist nicht die Schnelligkeit Ihr Ziel, sondern eine kontinuierlich aufgebaute Ausdauer. Laufen Sie regelmäßig, wenigstens dreimal in der Woche.

5. **Machen Sie vor und nach dem Sport Muskeltraining.** Es ist enorm wichtig, dass Sie vor dem Lauftraining (sowie vor jeder anderen Sportart) Ihre Muskeln aufwärmen. Das gelingt Ihnen mit leichten Dehnübungen der Arme und Beine. Damit beugen Sie vor allem Verletzungen vor.

6. **Kaufen Sie sich eine einfache, aber gute Ausrüstung.** Ich spreche hier hauptsächlich vom Lauftraining, aber für jede Sportart ist eine hochwertige, individuell angepasste Ausrüstung wichtig. Beim Laufen ist es vor allem der Schuh. Lassen Sie sich in jedem Fall in einem Fachgeschäft beraten. Hier wird Ihr Fuß vermessen und meistens auch ein Lauftest auf einem Laufband durchgeführt. Atmungsaktive Kleidung gehört ebenfalls zum Laufen. Im Winter benötigen Sie außerdem eine Mütze, Handschuhe und einen Schal.

7. **Pulsmesser sind eine gute Kontrolle für Ihr Lauftraining.** Sie kosten in einem Sportgeschäft etwa 30 €. Leisten Sie sich diese Investition, wenn Sie laufen gehen, denn

dann wissen Sie exakt, ob Sie im aeroben Bereich laufen. Wichtig ist die Feststellung der sogenannten **maximalen Herzfrequenz (MHF),** die am besten bei einem Belastungstest (beim Arzt) festgestellt werden kann. Als grobe Faustregel gilt: 220 minus Lebensalter = MHF. Sie sollten aber bei Ihrem Ausdauertraining 70 Prozent der maximalen Herzfrequenz nicht überschreiten. Wenn Sie zum Beispiel 60 Jahre alt sind, dann wären das etwa 110 bis 115 Schläge pro Minute.

8. **Setzen Sie sich ein klares Ziel.** Das gehört ebenfalls zu den Tricks der Spitzensportler. Ohne Ziele erreichen Sie keine Erfolge. Jeder von uns kennt das auch aus seinem Arbeitsleben. Seien Sie aber nicht enttäuscht, wenn Sie das Ziel am Anfang nicht direkt erreichen. Wenn Sie es beim zweiten oder dritten Anlauf schaffen, ist das auch völlig in Ordnung. Wenn Sie mit kurzen Strecken anfangen (30 Minuten) und in den ersten Wochen zwischen Laufen und Gehen abwechseln, dann werden Sie sich auch bald über Ihre Fortschritte freuen.

Mein Fazit: Bewegung ist Leben und Leben ist Bewegung.

Durch mehr Bewegung im Alltag können Sie gesünder älter werden und bestehende Krankheiten wie Übergewicht, Rückenleiden und Depressionen verbessern – häufig sogar selbst heilen. Bewegung bringt Ihnen deutlich mehr Lebensfreude und mehr Respekt vor Ihrem eigenen Körper. Wichtig ist der Arztcheck vor Trainingsbeginn, Sport im Ausdauerbereich, eine solide Ausrüstung, ein Ziel vor Augen sowie Geduld und Durchhaltevermögen. Legen Sie einfach los – Sie werden sehen, Sie schaffen das!

Befreien Sie Ihren Schlafplatz von gefährlichen Strahlen

Ein schlechter Schlafplatz ist einer der wichtigsten Krankheitsauslöser. Hier hilft Ihnen ein Schlafplatz-Check-Up. Der verrät Ihnen, ob Sie durch Strahlen belastet sind, denn die machen krank. Manchmal genügt es schon, das Bett zu verrücken. Manchmal muss aber auch der Fachmann ran. Wie Sie ungesunde Strahlen in den Griff bekommen, lesen Sie hier.

Elektrische Strahlen durch Aufmerksamkeit meiden

Ich bin aufgrund meiner jahrzehntelangen Erfahrung als Arzt davon überzeugt, dass ein Mensch auf einem geopathisch (durch unterirdische Strahlen wie Wasseradern) gestörten Schlafplatz unweigerlich krank wird. Hinzu kommen aber noch technische Strahlen von

- Fernsehgeräten,
- Mobiltelefonen,
- Radioweckern.

Diese Geräte müssen raus aus Ihrem Schlafzimmer! Elektrische Strahlen haben dort nichts zu suchen. Denn die Entstehung der Krankheit ist nur eine Frage der Zeit, wenn Sie ständig einer hohen Belastung durch die oben genannten Faktoren ausgesetzt sind. Natürlich spielt auch Ihre persönliche Konstitution dabei eine Rolle. Manchmal dauert es nur einige Monate, manchmal bis zu 20 Jahre – aber die Krankheit kommt mit Sicherheit!

Neben dem Elektrosmog und den Wasseradern wirken auch chemische Gifte auf Ihren Körper und Ihre Psyche krankheitsfördernd. Fast täglich habe ich solche Patienten in meiner Praxis. Vor allem in modernen Neubauten und bei der Renovierung von Wohnräumen werden unzählige Chemikalien verwendet, auf die empfindliche Menschen oft allergisch reagieren. Es verwundert also nicht, dass die sogenannte Häuserkrankheit (Begriff aus der Umweltmedizin) die erste anerkannte Umweltkrankheit ist.

Betrachte ich die Daten meiner Patienten mit schweren Krankheiten, wie zum Beispiel Krebs, dann kann ich sagen: Die Symptome von umweltbedingten Krankheiten sind sehr individuell und oft vielfältig.

So erkennen Sie erste Krankheitsanzeichen

Alarmzeichen sollten für Sie folgende Symptome sein:

- häufiges Niesen
- Kopfschmerzen
- Hautausschläge
- Herzrasen
- Müdigkeit
- Konzentrationsschwäche
- unerklärbare oder lang anhaltende Schmerzzustände

Das können Sie tun: der kinesiologische Muskeltest

Ich teste alle Patienten mit dem sogenannten kinesiologischen Muskeltest bezüglich der Qualität ihres Schlafplatzes.

Das ist ein sehr einfacher, für die Testperson oftmals verblüffender Test. Dazu streckt der Klient seinen Arm waagerecht nach vorn aus, der Behandler stellt eine Frage und testet nun, ob der Arm sich nach unten drücken lässt. Normalerweise kann der Klient dem Druck leicht standhalten. Bei einer Blockade ist aber der Energiefluss gestört und der Behandler kann den Arm mühelos nach unten drücken. Dieser Effekt der Kinesiologie lässt sich damit erklären, dass alle Erfahrungen in unserem Nervensystem und Zellgedächtnis gespeichert sind. Auf Fragen des Therapeuten antworten wir unterbewusst mit verschiedenen körperlichen Reaktionen.

Der Test wird von Skeptikern, vor allem von Kollegen, oftmals als Humbug bezeichnet. Bei einer korrekten Ausführung ist er aber aus meiner Sicht eine geniale Hilfe mit hervorragender Aussagefähigkeit. Selbst sollten Sie den Test nicht durchführen, hierfür brauchen Sie eine professionelle Anleitung und viel Erfahrung.

Wenn Sie einen Therapeuten in Ihrer Nähe suchen, kann Ihnen sicher folgender Kontakt weiterhelfen: DGAK Deutsche Gesellschaft Angewandte Kinesiologie e.V., Telefon: 07661/980756, Internet: www.dgak.de.

Manchmal ist es am einfachsten und schnellsten selbst Hand anzulegen. Das sollte Sie aber nicht davon abhalten, trotzdem einen Termin mit einem Fachmann zu vereinbaren. Wenn Sie schon länger (mehr als 4 Wochen) schlecht schlafen, dann probieren Sie aus, ob eventuell Ihr Schlafplatz daran schuld ist.

Verschieben Sie einfach mal Ihr Bett

Manchmal genügt es schon, das Bett einen Meter nach rechts oder links zu verschieben. Ist aber die Störung bei Ihnen ausgeprägter und ein ganzer Raum oder das Haus (zum Beispiel durch eine Wasserader oder durch radioaktive Strahlung) betroffen, dann nutzt Ihnen das Verschieben Ihres Bettes nichts. Dann kommt der Baubiologe beziehungsweise der Umwelttechniker ins Spiel. Er kann schnell Abhilfe schaffen, sobald er die Störquelle gefunden hat.

Eine Untersuchung durch den Baubiologen kostet im Durchschnitt 350 bis 600 €. Mehr zum Thema „Baubiologie" unter: www.verbandbaubiologie.de. Tel. 0228/96399258. Hier gibt es Broschüren, Hintergrundmaterial und Informationen über baubiologisch geschulte Ingenieure und Handwerker.

Erinnern Sie sich noch an die Wünschelrutengänger früherer Zeiten? Das waren die Vorläufer der heutigen Baubiologen. Sie haben mit ihren Ruten nach unterirdischen Störquellen gesucht.

Gut zu wissen: Eine Wünschelrute ist ein Y-förmig gegabeltes, aus einer Astgabel oder gebogenem Draht gefertigtes Instrument, das auf Anziehungskräfte oder Ausstrahlungen von Erzen und Metallen, Wasseradern, geologischen Verwerfungen oder verborgenen Gegenständen im Erdreich reagieren soll. Diese Vorstellung wurde erstmals im Spätmittelalter dokumentiert. Die Lehre von solchen Strahlungswirkungen heißt **Radiästhesie**.

Ihr Hausarzt sollte unbedingt mit einem Baubiologen zusammenarbeiten

Baubiologen können Störungen unschädlich machen. Um die Arbeit eines guten Baubiologen zu verstehen, sollten Sie Folgendes wissen:

Gesundheitlich am bedenklichsten sind die sogenannten links-drehenden Wasseradern, denn sie entziehen Ihrem Körper Energie und sorgen für eine Schwächung Ihrer Zellen. Eine rechtsdrehende Wasserader ist meistens nicht ganz so schädlich, aber sie führt bei längerem Aufenthalt und je nach Stärke der Ader zu einer Überreizung des Nervensystems.

Um beide Gefahrenquellen zu neutralisieren, verstellt der Baubiologe (wenn er seriös und gut ausgebildet ist) zunächst Ihr Bett. Erst im zweiten Schritt setzt er unter anderem sogenannte Harmonizer in der entsprechenden Stärke ein.

In der Natur erkennen Sie die Auswirkungen von Erdstrahlung übrigens oft an schräg wachsenden oder verdrehten Bäumen. Diese Bäume versuchen, den Erdstrahlen auszuweichen, und sind deshalb in der Nähe von kahlen Stellen oder bei starkem Efeu- oder Brennnessel-Bewuchs zu finden.

Mein Fazit: Es ist wichtig, auf Erdstrahlen zu achten, denn sie machen krank. Ihr Haustier könnte Sie bereits auf die richtige Fährte bringen, denn es spürt unterirdische Strahlen. Ob Sie tatsächlich gefährdet sind, können Sie bei ganzheitlich ausgebildeten Ärzten beziehungsweise bei einem Umweltmediziner untersuchen lassen. Alternativ können Sie sich auch direkt an einen Baubiologen wenden. Wichtig ist, dass Arzt und Baubiologe zusammenarbeiten. Meiden Sie auch unnötige technische Strahlen und verbannen Sie alle Elektrogeräte aus Ihrem Schlafzimmer.

Singen Sie, damit Ihre Körperzellen gesund bleiben

Wenn Sie gesund bleiben oder wieder gesünder werden wollen, ergreifen Sie bitte selbst die Initiative. Mit meiner Dr. von Rosen-Kur habe ich Ihnen dazu die wichtigsten Eckpfeiler aufgezeigt. Einer fehlt aber noch: Gefühle. Genauer gesagt: das Empfinden von Freude, das Genießen von gemeinsamer Zeit und vor allem das Singen! Das gehört zu einem gesunden Leben dazu. Mit diesen Tipps und Fakten will ich Sie zu mehr Gefühl motivieren.

Positive Gedanken und ein Lachen bringen Ihre Körperzellen auf Trab

Wir wissen zum Beispiel durch neuere Forschungen, dass unsere Zellen bei positiven Gedanken besseres Zelleiweiß bilden als bei negativen Gedanken. Das bedeutet, dass Sie über Ihr Denken (und Fühlen!) die Bildung Ihrer Körperzellen beeinflussen können. Sie haben vieles selbst in der Hand.

Das Singen hat aber auch noch andere Wirkungen, es

… erhöht nachweislich Ihre Intelligenz,

… verbessert Ihre Kontaktfähigkeit,

… aktiviert Ihre Lebensfreude („Wo man singt, da lass dich nieder"),

… erhöht Ihre Konzentration,

… sorgt für eine bessere Tiefenatmung,

… regt Ihr Lymphsystem im Hals an und verbessert damit die Entgiftung der Kopflymphe,

… aktiviert Ihre Herzfunktion.

Verbessern Sie Ihre Herzfrequenz mit dem „hohen C"

Folgendes haben Wissenschaftler von der Universität Göteborg (Schweden) festgestellt: Sie haben bei Menschen, die im Chor singen, die Herzfrequenz gemessen. Das Ergebnis war, dass sich beim Singen in der Gruppe die Herzfrequenzen angleichen und stabilisieren lässt. Wussten Sie, dass eine **stabile Herzfrequenz gut für Ihr Herz-Kreislauf-System** ist? Wieder ein Grund mehr, zu singen.

Die positive Wirkung des Singens hat auch viel mit der **Atmung** zu tun, sagen die Forscher. Professionelle Sänger und auch wer häufiger singt, bläht beim Singen nicht den Brustkorb auf, sondern atmet in den Bauch. Das Zwerchfell wird nach unten gezogen, das wiederum drückt die Lungenflügel herunter.

Ihre Vorteile, wenn Sie singen:

- Sie entspannen Ihren Brustkorb.
- Sie kräftigen Ihre Rückenmuskulatur.
- Sie stärken Ihr Immunsystem.

Forscher der Johann-Wolfgang-Goethe-Universität in Frankfurt am Main haben Speichelproben von Mitgliedern eines Kirchenchores genommen, die das Requiem von Mozart sangen. Das Ergebnis ist verblüffend: Nach der Chorprobe war die Anzahl der Immunglobuline A stark gestiegen. Sie bekämpfen in unserem Körper Krankheitserreger. Bei den Chormitgliedern, die Mozart nur passiv anhörten, blieb die Anzahl der Antikörper gleich.

Singen kann auch bei schweren Erkrankungen wie Krebs positiv wirken

Unlängst habe ich in einem Medizinjournal von einem Experiment des Imperial College in London gelesen. Hier ging es um Krebspatienten, die alle in einem Chor sangen. Ihnen wurde von Wissenschaftlern Speichelproben entnommen. Schon nach einer Chorstunde waren deutlich positivere Hormonveränderungen zu beobachten. Immun-Botenstoffe, die Entzündungen fördern, sanken ab. Bei den Krebspatienten veränderten sich zudem einige Werte, die mit dem Tumorverhalten in Verbindung stehen.

Mein Doc-Tipp: Schon 10 bis 15 Minuten singen und trällern reichen aus, um unser Herz-Kreislauf-System auf Trab zu bringen. Ihre Atmung intensiviert sich, Ihr Körper wird besser mit Sauerstoff versorgt. Und das Beste: Singen kostet nichts, ist fast überall durchführbar, braucht nicht erst lange erlernt zu werden und macht garantiert viel Freude.

Mein Fazit: Singen ist heilsam und wirkt lebensverlängernd. Singen Sie, so oft Sie können! Aber suchen Sie auch andere Formen der sinnlichen Freude wie lachen, spielen oder tanzen. Alles zusammen ist ein „Seelen-Cocktail", der Ihre Gesundheit in jedem Fall positiv unterstützt. Ich singe täglich – zu Hause, auf meinem Weg in die Praxis und sehr häufig auch beim Autofahren. Ich bin davon überzeugt, dass diese Tiefenatmung, verbunden mit der Freude am Singen, mich gesünder älter werden lässt. Probieren Sie es aus, zu Hause oder in einer Gruppe. Ganz bestimmt gibt es auch bei Ihnen einen Chor, der auf Ihre Stimme wartet!

5 Tipps für Ihre Gesundheit:

1. **Mein „Entgiftungstipp":** Trinken Sie 14 Tage lang keinen Alkohol. Essen Sie nur gesunde biologische Lebensmittel und bewegen Sie sich mindestens 30 Minuten pro Tag. Machen Sie mehrfach pro Woche Ganzkörper-Bürstenmassagen und lange Wannen- oder Fußbäder (mindestens 30 Minuten).

2. **Mein „Ernährungstipp":** Stellen Sie auf eine vegetarische Ernährung um. Treiben Sie es auf Ihrem Teller immer bunt, indem Sie viel Gemüse, Salat und Obst zu sich nehmen. Kauen Sie Ihr Essen ausgiebig. Vermeiden Sie es, während der Mahlzeit zu trinken und zu reden. Sie sollten aber trotzdem auf eine tägliche Trinkmenge von mindestens 1,5 bis 2 Liter stilles Wasser kommen und mit Genuss und Muße essen.

3. **Mein „Bewegungstipp":** Gehen Sie täglich mindestens 30 bis 45 Minuten und betreiben Sie dreimal pro Woche Sport (laufen, walken, Fahrrad fahren). Führen Sie täglich leichte Gymnastik durch, damit Ihre Gelenkknorpel immer gut mit Flüssigkeit und Nährstoffen versorgt sind.

4. **Mein „Schlaftipp":** Schalten Sie alle Störfaktoren in Ihrem Schlafzimmer konsequent aus: Radiowecker, Handy, Laptop, Fernseher. Wenn Sie gesundheitliche Probleme wie Schlafstörungen oder Migräne haben, dann lassen Sie Ihr Schlafzimmer auf unterirdische Störungen wie Wasseradern untersuchen. Erste-Hilfe-Tipp: Stellen Sie Ihr Bett einen Meter zur Seite und schauen Sie, wie es Ihnen danach geht.

5. **Mein „Seelenheiltipp":** Singen Sie! Spielen Sie! Lachen Sie! Machen Sie das alles, so oft wie möglich. Eine gesunde Seele (unser Innenleben) ist eine ganz wichtige Basis für Ihr gesundes Leben.

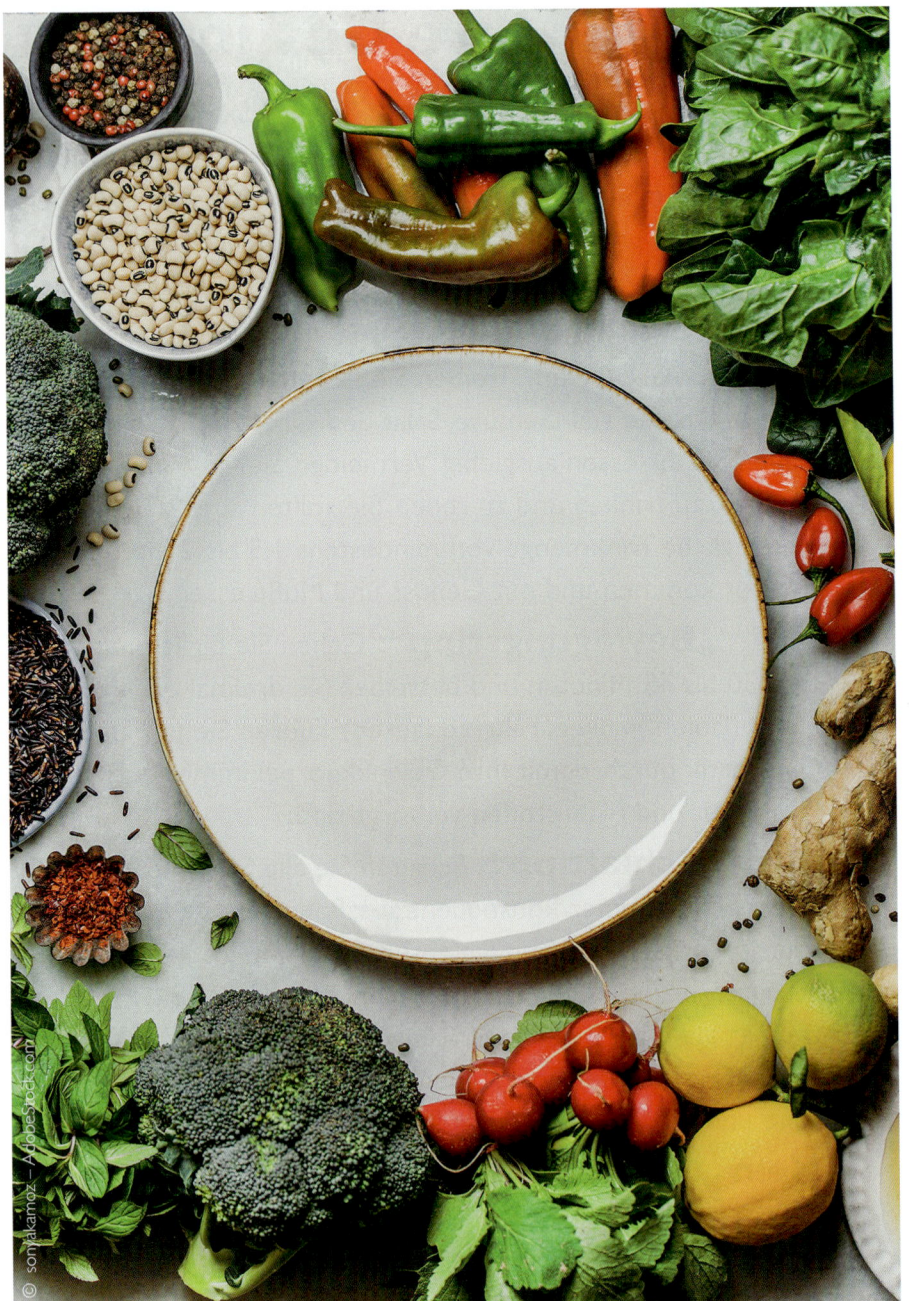

Rezepte für Ihre
Dr. von Rosen-Kur

Zum Schluss möchte ich Ihnen auch noch etwas leckere Praxis an die Hand geben. Im Folgenden finden Sie nun jeweils vier meiner Lieblingsrezepte für Frühstück, Mittag- und Abendessen. Meine Vorschläge können Sie selbstverständlich immer wieder neu mit verschiedenen Salaten und Gemüse oder mit Obst als Dessert variieren.

Hinweis:

- Alle Gerichte sind für zwei Personen ausgelegt, außer den Rezepten für die Suppen. Der ganz einfache Grund: Suppen schmecken aufgewärmt häufig noch besser, deshalb sollten Sie immer einen größeren Topf davon kochen.

- Die Kalorienaufnahme liegt jeweils zwischen 1.060 und 1.245 kcal pro Tag. Deshalb lassen sich die folgenden Rezepte auch hervorragend zur Gewichtsreduktion nutzen.

Frühstück

Dinkelbrei mit Banane

Schwierigkeitsgrad

Zubereitung – 20 Min.

400 kcal

ZUBEREITUNG:

Bringen Sie das mittelfein geschrotete Dinkel im Wasser zum Kochen und lassen Sie ihn bei geringer Hitzezufuhr ca. 60 Minuten köcheln. Damit nichts anbackt, sollten Sie ab und zu umrühren.

Nun können Sie die Gewürze und die Butter einrühren und mit einer klein geschnittenen Banane (oder anderen Früchten) sowie den Nüssen dekorieren.

FÜR 2 PERSONEN

- 90 g Biodinkel
- 750 ml Wasser
- 1 Prise Salz
- 10 g Butter
- 2 EL Agavendicksaft
- 1 Banane
- 1 Handvoll Nüsse

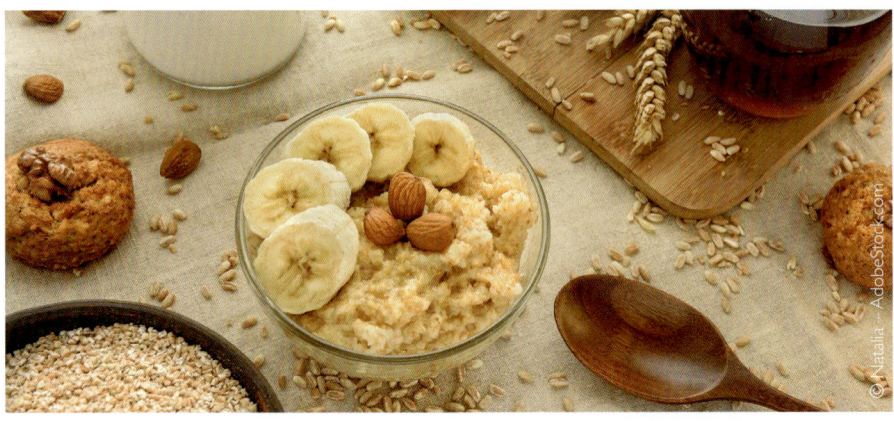

© Natalia – AdobeStock.com

Hirsebrei mit Trockenfrüchten

ZUBEREITUNG:

Rühren Sie die fein gemahlene Hirse in die Milch ein und kochen Sie sie auf. Danach sollten Sie die Mischung etwa 10 Minuten aufquellen lassen.

Fügen Sie die Prise Salz hinzu und rühren Sie das Öl und die Trockenfrüchte unter.

Schwierigkeitsgrad

Zubereitung – 30 Min.

362 kcal

FÜR 2 PERSONEN

90 g Hirse
700 ml Soja- oder Reismilch
1 Prise Meersalz
2 EL Agavendicksaft
1 TL Hanf- oder Leinöl
50 g Trockenfrüchte

Haferbrei mit Feigen oder Datteln

ZUBEREITUNG:

Kochen Sie die Haferflocken im Wasser auf und lassen Sie die Mischung ca. 10 Minuten ausquellen.

Fügen Sie zu dem entstandenen Brei nun das Salz, den Agavendicksaft und die Früchte hinzu und rühren Sie ihn durch.

Am Schluss können Sie die Haselnüsse darüber streuen.

Schwierigkeitsgrad

Zubereitung – 30 Min.

369 kcal

FÜR 2 PERSONEN

80 g Haferflocken
600 ml Wasser
1 Prise Salz
2 EL Agavendicksaft
50 g Feigen oder Datteln
1 EL Haselnüsse

Dinkelbrot mit 3 Aufstrich-Variationen

ZUBEREITUNG:

Nehmen Sie hierfür ausschließlich Bio-Dinkelbrot und bestreichen Sie es zum Beispiel mit einem der folgenden Aufstriche.

Schafskäse-Aufstrich

Mischen Sie den zerdrückten Schafskäse mit den restlichen Zutaten und schmecken Sie mit Salz und Pfeffer ab.

Frischkäse-Aufstrich

Mischen Sie den Frischkäse mit den restlichen Zutaten und schmecken Sie mit Salz und Pfeffer ab.

Guacamole-Aufstrich

Halbieren Sie die Avocados und entfernen Sie die Kerne. Mit einem Löffel können Sie das Fruchtfleisch aus den Schalen lösen und es mit einer Gabel zerdrücken. Träufeln Sie die Zitrone darüber. Nun können Sie die Zwiebel und den Knoblauch schälen und sehr fein hacken. Zusammen mit den klein geschnittenen Tomaten vermischen Sie alle Zutaten miteinander. Zum Schluss sollten Sie den Guacamole-Aufstrich mit Salz und Pfeffer abschmecken.

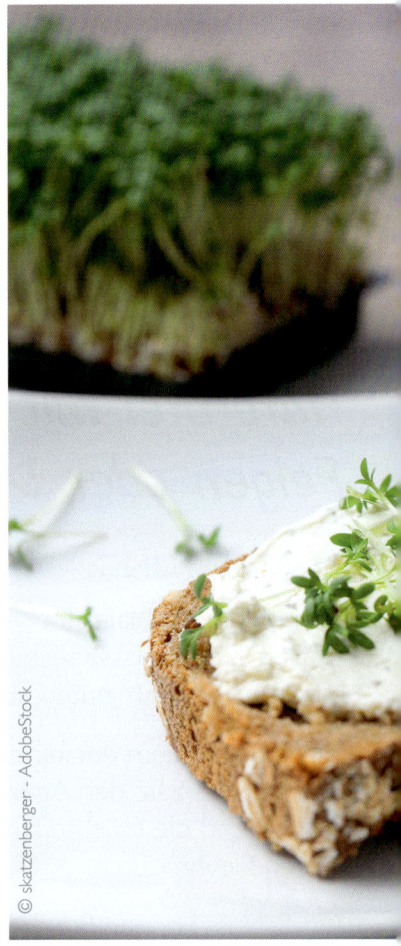

© skatzenberger - AdobeStock

Schwierigkeitsgrad

Zubereitung – 10 Min.

200 kcal

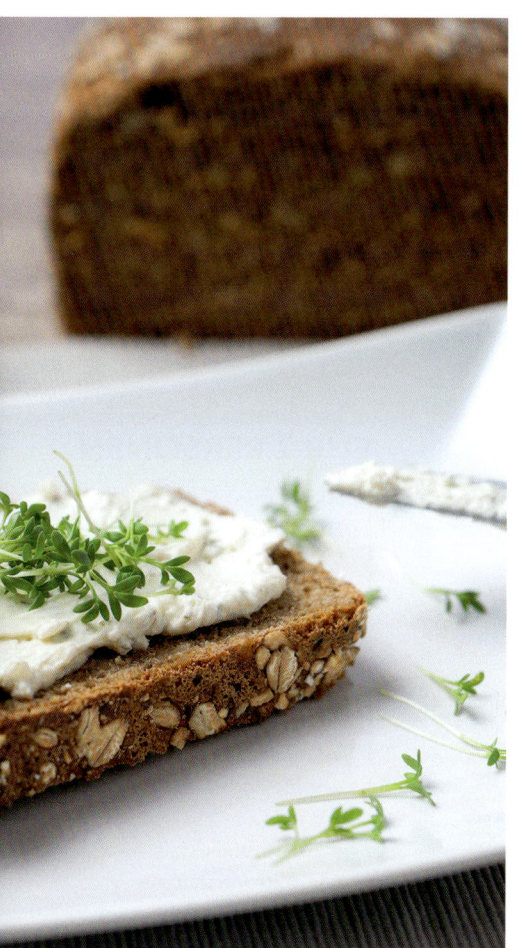

Auf frisches Dinkelbrot passt ein Schafskäse-Aufstrich.

FÜR 2 PERSONEN

Für den **Schafskäse-Aufstrich**
benötigen Sie:
150 g Schafskäse
2 EL gehackte Walnüsse
2 EL Basilikum
1 Prise Salz und etwas frisch
   gemahlenen Pfeffer

Für den **Frischkäse-Aufstrich**
benötigen Sie:
150 g Frischkäse
4 getrocknete Tomaten
etwas Kresse oder Rucola
1 Prise Salz und etwas frisch
gemahlenen Pfeffer

Für den **Guacamole-Aufstrich**
benötigen Sie:
2 reife Avocados
2 EL Zitrone
1 kleine Zwiebel
2 frische Tomaten
1 Knoblauchzehe
etwas Koriander oder Pe-
tersilie
1 Prise Salz und etwas frisch
gemahlenen Pfeffer

Mittagessen: Salat-Variationen

Salatteller mit Möhrenkost

ZUBEREITUNG:

Waschen Sie den Salat und zupfen Sie ihn klein.

Danach putzen Sie die Möhren und reiben Sie samt Schale zu feinen Raspeln. Den Apfel waschen Sie ebenfalls und schneiden ihn einfach nur klein.

Rösten Sie nun die Sonnenblumenkerne kurz in einer Pfanne ohne Öl an.

Für das Dressing vermischen Sie einfach nur die Dressing-Zutaten und geben alles über die Salatmischung.

Schwierigkeitsgrad

Zubereitung – 15 Min.

167 kcal

FÜR 2 PERSONEN

50 g Blattsalat
100 g Möhren
½ Apfel
1 TL geröstete
Sonnenblumenkerne
1 EL frische Kräuter

Für das **Dressing** benötigen Sie:
½ TL eines Molke-Präparates
wie Molkosan
1 Prise Salz
1 TL Agavendicksaft
1 EL Zitronensaft
1 EL Oliven- oder Rapsöl

Salatteller mit Blumenkohl-Gurkensalat

Schwierigkeitsgrad

Zubereitung – 30 Min.

270 kcal

ZUBEREITUNG:

Richten Sie den Blattsalat wie im ersten Rezept beschrieben her.

Waschen Sie den Blumenkohl und die Gurke und raspeln Sie beides grob. Über diese Gurken-Blumenkohl-Mischung geben Sie einfach das Dressing aus dem ersten Rezept.

FÜR 2 PERSONEN

50 g Blattsalat
150 g Blumenkohl
50 g Salatgurke

Feldsalat mit Mandarinen-Dressing

Schwierigkeitsgrad

Zubereitung – 15 Min.

139 kcal

ZUBEREITUNG:

Putzen Sie zunächst den Feldsalat.

Die Mandarine halbieren Sie zunächst und pressen Sie aus. Den so gewonnen Saft verrühren Sie mit Honig und Senf.

Zum Schluss schlagen Sie mit dem Schneebesen das Walnussöl unter das Dressing und schmecken alles mit Salz und Pfeffer ab.

FÜR 2 PERSONEN

250 g Feldsalat
1 Mandarine
1 TL Honig
1 TL Senf
3 EL Walnussöl
1 Prise Salz und etwas frischen Pfeffer

Salatteller mit Rote-Bete-Salat (gemischt)

Schwierigkeitsgrad

Zubereitung – 40 Min.

294 kcal

ZUBEREITUNG:

Raspeln Sie zunächst die Rote Bete (Achtung: Handschuhe nutzen!) und zerkleinern Sie den halben Apfel grob.

Nun können Sie eine Portion des oben beschriebenen Dressings über den Salat geben und eventuell etwas Balsamico-Essig einmischen.

Am Ende streuen Sie die Nüsse und ein wenig Schafskäse darüber.

Anstatt Kopfsalat können Sie auch eine Feldsalat-, Spinat- oder Rucola-Mischung verwenden.

FÜR 2 PERSONEN

50 g Blattsalat
100 g Rote Bete (vakuum-
verpackt, bereits geschält und
gekocht)
½ Apfel mit Schale
3–4 Nüsse
etwas Schafskäse

Ein gesunder Vitaminmix
als Auftakt des Mittagessens:
Blattsalat, Schafskäse und Rote Bete.

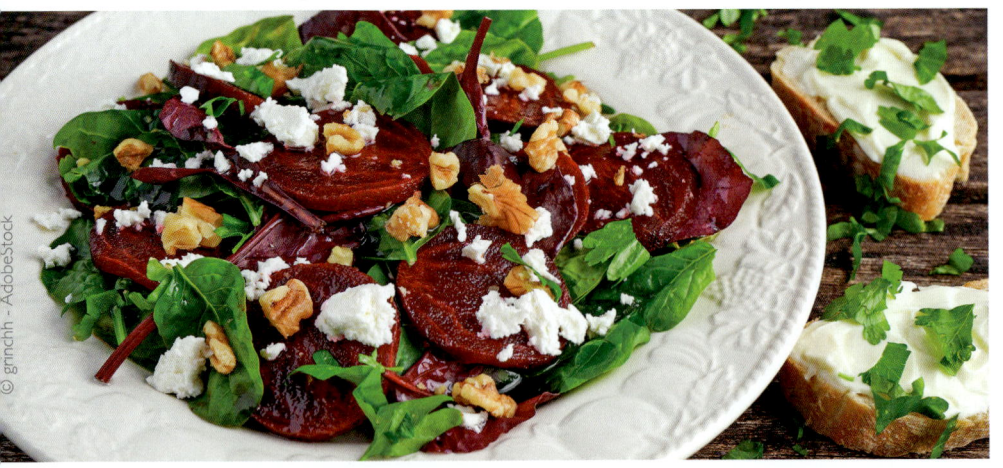

© grinchh – AdobeStock

Mittagessen: Hauptgericht-Variationen

Kartoffel-Spinat-Auflauf mit Béchamelsoße

Schwierigkeitsgrad

Zubereitung – 75 Min.

490 kcal

ZUBEREITUNG:

Kochen Sie die Kartoffeln gar, schälen und schneiden Sie sie in Scheiben.

Schälen Sie die Zwiebel, schneiden Sie sie in Würfel und braten Sie sie glasig an.

Danach schälen Sie auch den Knoblauch und zerdrücken oder hacken ihn. Den Knoblauch mit zu den Zwiebeln geben und kurz mit anbraten.

bitte umblättern

FÜR 2 PERSONEN

400 g Kartoffeln
1 kleine Zwiebel
1 TL Bratöl
2 Knoblauchzehen
450 g TK-Spinat
1 Prise Salz
Pfeffer

Für die **Béchamelsoße**:
250 ml Sojamilch
20 g Hirsemehl
1 Prise Meersalz
1 Prise Muskatblüte
50 g Schafskäse (gerieben)
100 g Mozzarella

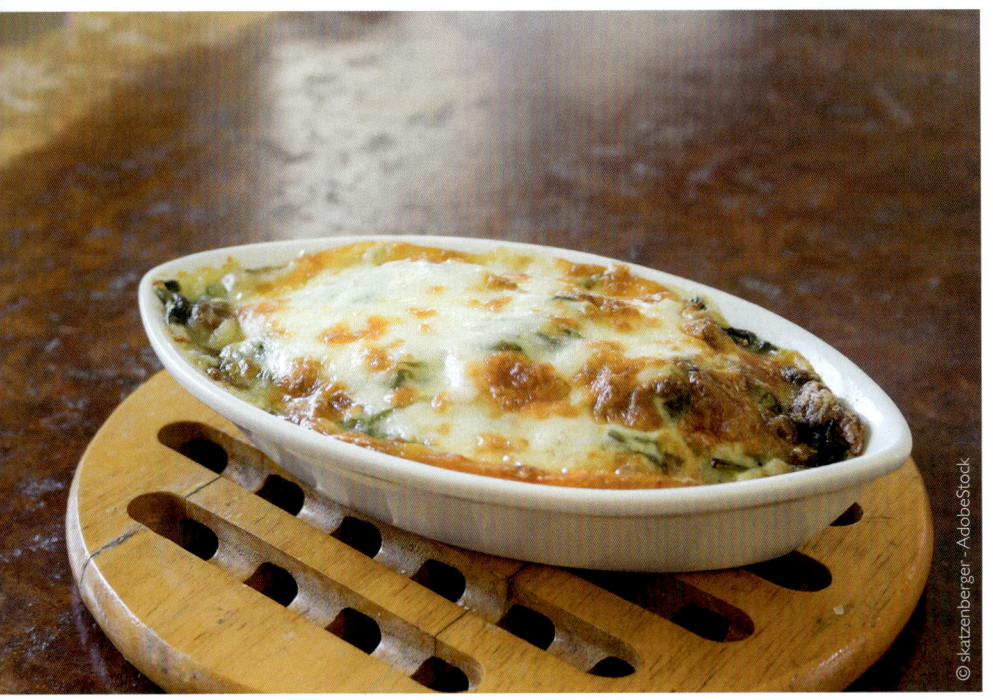

Kräftig und schmackhaft: Kartoffeln mit Spinat

Fügen Sie nun den Spinat hinzu und lassen Sie in ca. 20 Minuten in der Pfanne garen. Würzen Sie ihn mit Salz und Pfeffer.

Für die Soße kochen Sie kurz die Sojamilch auf.

Rühren Sie dabei das Hirsemehl mit etwas Wasser an und geben Sie die Mischung in die aufgekochte Sojamilch. Schmecken Sie die Soße mit den Gewürzen ab.

Fetten Sie nun eine Auflaufform und verteilen Sie darin die Kartoffeln, den Schafskäse und den Spinat. Übergießen Sie alles mit der Béchamelsoße. Zum Schluss verteilen Sie noch den Mozzarella drüber.

Backen Sie den Auflauf bei 150 Grad ca. 30 Minuten (Umlauft).

Dinkel-Spaghetti mit Tomaten-Frischkäsesoße

Schwierigkeitsgrad

Zubereitung – 35 Min.

456 kcal

ZUBEREITUNG:

Bringen Sie zunächst das Wasser mit etwas Salz zum Kochen. Rösten Sie dann die Pinienkerne in einer Pfanne ohne Öl kurz an und stellen Sie die Kerne zur Seite.

Schälen Sie die Zwiebel und schneiden Sie eine Hälfte in feine Würfel. Diese dann glasig anbraten.

Zerdrücken Sie nun den Knoblauch und braten Sie ihn kurz mit an. Die in kleine geschnittene Tomate wandert mit in die Pfanne.

Während alles brät, können Sie den Frischkäse mit etwas Wasser oder Gemüsebrühe anrühren, würzen und in die Pfanne geben.

Inzwischen sollte auch das Wasser im Topf kochen. Geben Sie hier die Nudeln hinein und kochen Sie sie nach Packungsanleitung. Sind die Nudeln al dente, vermischen Sie sie mit der fertigen Soße.

Zum Schluss streuen Sie noch die Pinienkerne und das Basilikum darüber.

FÜR 2 PERSONEN

120 g Dinkel-Spaghetti
1,5 l Salzwasser
1 EL Pinienkerne
½ Zwiebel
1 TL Brat-Olivenöl
2 Knoblauchzehen
2 Blätter frisches Basilikum
100 g Frischkäse
frisch geriebener Muskat
1 Prise Salz
2 Tomaten

Gemüsepolenta mit Tomatensoße

Schwierigkeitsgrad

Zubereitung – 45 Min.

540 kcal

ZUBEREITUNG:

Kochen Sie die Polenta in der Gemüsebrühe kurz auf und lassen Sie sie 10 Minuten ziehen.

Bestreichen Sie eine Auflaufform mit Öl und füllen Sie die Polenta-Masse hinein. Waschen bzw. putzen Sie die Paprikaschote, die Champignons und die Zucchini und schneiden Sie alles klein. Das Gemüse nun in etwas Öl anbraten und auf der Polenta verteilen.

Die Tomate schneiden Sie am besten in Scheiben und verteilen Sie über das Gemüse.

Streuen Sie den geriebenen Gouda über den Auflauf und backen Sie alles bei 150 Grad ca. 20 Minuten. In der Zwischenzeit können Sie Ihre Soße herrichten:

FÜR 2 PERSONEN

100 g Polenta (Maisgrieß)
300 ml Gemüsebrühe
1 rote Paprika
100 g Zucchini
100 g Champignons
1 EL Bratöl
1 Tomate
50 g Gouda (gerieben)

Für die **Soße** benötigen Sie:
½ Zwiebel
1 TL Olivenöl
1 Knoblauchzehe
250 g Tomaten
eine Prise Salz
½ TL Agavendicksaft
2 EL Basilikum

Schälen Sie die Zwiebel und schneiden Sie eine Hälfte in feine Würfel. Diese dann glasig anbraten. Zerdrücken Sie nun den Knoblauch und braten Sie ihn kurz mit an. Würfeln Sie nun die Tomate grob und geben Sie sie mit in die Pfanne.

Wenn alles etwas köcheln konnte, würzen Sie mit Salz und Agavendicksaft. Pürieren Sie die Masse und schmecken Sie sie ab. Die Soße können Sie nun zur fertigen Polenta reichen und vorher noch mit Basilikum dekorieren.

Sellerieschnitzel in Käse-Ei-Hülle mit Kräuterquark

Schwierigkeitsgrad

Zubereitung – 45 Min.

440 kcal

ZUBEREITUNG:

Kochen Sie die Sellerieknolle (aber nicht zu weich), schälen Sie sie und schneiden Sie sie in 1 cm dicke Scheiben.

Vermischen Sie nun Eier, Käse und gehackte Kürbiskerne miteinander.

Das Panieren geht ganz einfach: Zunächst die Selleriescheiben in Mehl wenden, dann in der Ei-Mischung. Braten Sie die „Schnitzel" sofort in heißem Öl an.

Während der Sellerie kocht, können Sie den Kräuterquark vorbereiten. Verrühren Sie dazu Quark mit Leinöl und den Kräutern gut und stellen Sie die Mischung kalt.

Servieren Sie den Quark zu den Sellerieschnitzeln.

FÜR 2 PERSONEN

1 Sellerieknolle
1 Prise Salz
2 Bio-Eier
200 g Pecorino
1 EL Kürbiskerne
etwas Dinkelmehl
1 EL Bratöl
100 g Quark
1 EL Leinöl
frische Kräuter

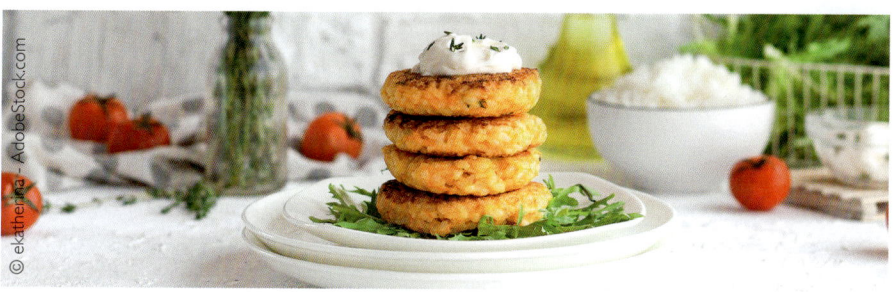

© ekatherina - AdobeStock.com

Mittagessen: Dessert-Variationen

Gut zu wissen: Wenn Sie einige Entgiftungstage durchführen möchten, dann würde ich Ihnen empfehlen, das Dessert wegzulassen. Wenn Sie aber darauf nicht verzichten können oder wollen, dann habe ich ein paar wertvolle Tipps für Sie:

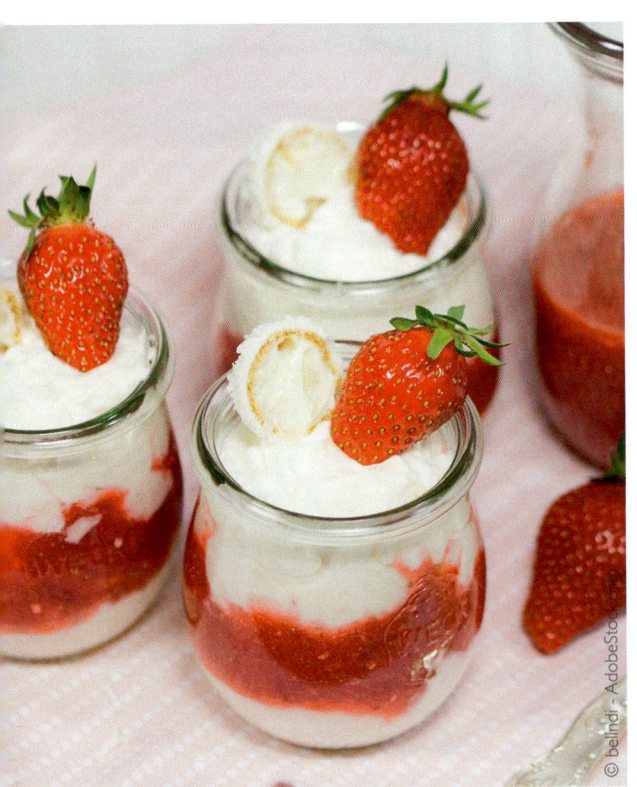

Quark können Sie mit vielen Früchten mischen.

ZUBEREITUNG:

Nehmen Sie frischen Quark oder Joghurt und rühren Sie 1 TL Leinöl unter.

Geben Sie dann ½ TL Agavensirup, ein paar Kokoschips oder geriebene dunkle Schokolade sowie ½ TL Kurkuma (wirkt entzündungshemmend) und etwas abgeriebene Zitronenschale hinzu.

Am Schluss verfeinern Sie alles mit frischen oder tiefgekühlten Früchten (am besten immer passend zur Jahreszeit).

Abendessen

Rüben-Süßkartoffel-Suppe
(exotischer als Kartoffelsuppe!)

Schwierigkeitsgrad

Zubereitung – 30 Min.

540 kcal

ZUBEREITUNG:

Schälen Sie die Zwiebel und schneiden Sie sie in kleine Würfel. Braten Sie die Würfel im Rapsöl glasig an.

Die Steckrüben und die Kartoffeln schälen und würfeln Sie und geben Sie zu den Zwiebeln hinzu. Das Gemüse dabei 10 Minuten dünsten und immer wieder umrühren.

Löschen Sie danach mit der Gemüsebrühe ab und pürieren Sie die Zutaten zu einer Suppe. Nun können Sie die Sahne unterrühren und die Gewürze dazugeben.

FÜR 2 PERSONEN

400 g Steckrüben
300 g Süßkartoffeln
1 Zwiebel
1 EL Rapsöl
4 EL Olivenöl
600 ml Gemüsebrühe
100 ml Schlagsahne
Salz
Pfeffer
75 g Walnüsse
50 g Rucola
1 Knoblauchzehe
50 g Parmesan

Hacken Sie die Walnusskerne und rösten Sie sie in einer Pfanne ohne Öl kurz an. Putzen bzw. schälen und hacken Sie den Rucola und den Knoblauch. Den Parmesan raspeln Sie am besten klein.

Pürieren Sie nun das Öl, den Rucola, den Parmesan und den Knoblauch fein und schmecken Sie mit Salz und Pfeffer ab.

Richten Sie die Suppe mit dem so entstandenen Pesto und den angerösteten Walnüssen an.

Kalte Zucchinisuppe

Schwierigkeitsgrad

Zubereitung – 40 Min.

142 kcal

ZUBEREITUNG:

Waschen Sie den Salat und zupfen Sie ihn klein.

Würfeln Sie die Zucchini und hacken Sie die Zwiebel und den Knoblauch fein. Vermischen Sie alles miteinander. Geben Sie die Buttermilch hinzu und pürieren Sie die Mischung. Schmecken Sie die Suppe mit Salz ab. Rösten Sie am Schluss die Mandelblättchen in einer Pfanne ohne Öl an und geben Sie sie mit samt Dill über die fertige Suppe.

FÜR 2 PERSONEN

600 g Zucchini
60 g Schalotten
1 Knoblauchzehe
400 g Buttermilch
50 g Mandelblättchen
3 EL Dill
1 Prise Salz

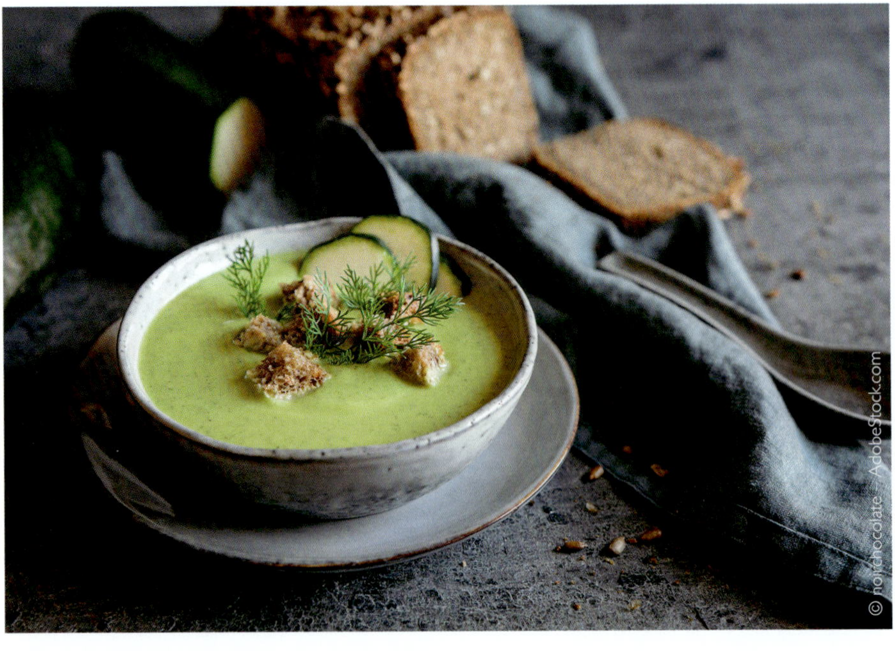

© hajicocolate – AdobeStock.com

Tomatensuppe

Schwierigkeitsgrad

Zubereitung – 35 Min.

250 kcal

ZUBEREITUNG:

Schälen und hacken Sie den Knoblauch und die Zwiebel und dünsten Sie beides leicht an.

Würfeln Sie die Tomaten grob und geben Sie die Stücke mit der Gemüsebrühe zu der Zwiebel und dem Knoblauch.

Am besten lassen Sie alles etwa 10 Minuten köcheln.

Anschließend pürieren und würzen Sie die Suppe.

Dazu passt eine Scheibe Vollkornbaguette mit Kräuterquark (Rezept siehe Seite 53).

FÜR 2 PERSONEN

1 Zwiebel
1 TL Olivenöl
1 Knoblauchzehe
500 g Tomaten
400 ml Gemüsebrühe
1 Prise Salz
1 TL Agavendicksaft
Je 1 Messerspitze Ingwer und Currypulver
2 EL Basilikum
1 EL Sahne

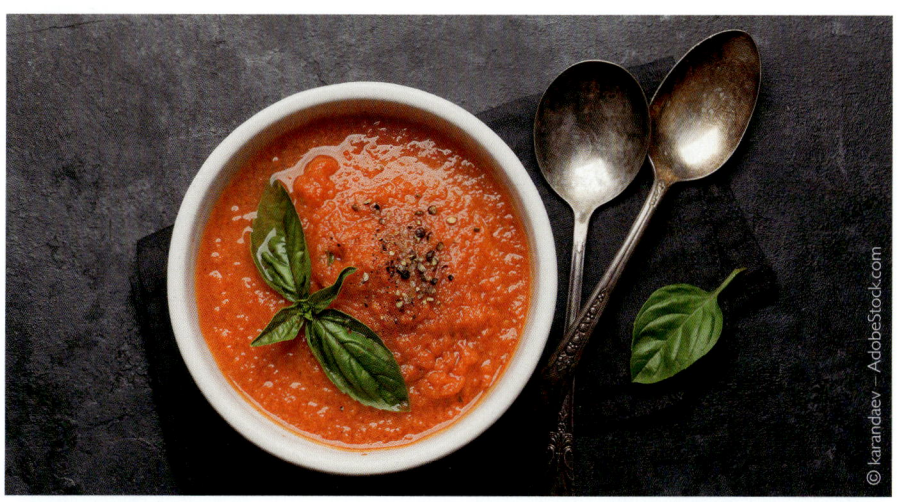

© karandaev – AdobeStock.com

Fenchelcremesuppe

ZUBEREITUNG:

Putzen und schälen Sie den Fenchel und die Kartoffeln. Schneiden Sie beides in gleich große Stücke.

Schälen und hacken Sie die Zwiebel klein und dünsten Sie sie in heißem Öl an.

Nun gießen Sie die Gemüsebrühe hinzu und geben die Kartoffel- und Fenchelstücke hinein.

Kochen Sie das Gemüse weich und pürieren Sie anschließend die Suppe.

Zum Schluss würzen Sie die Suppe noch und rühren die Sahne und die Kräuter unter.

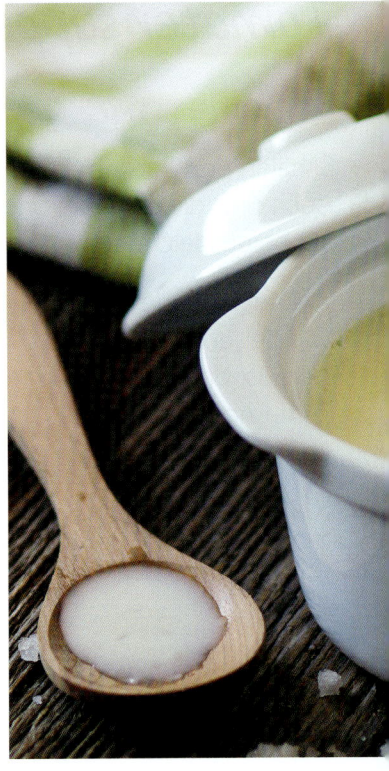

Fenchelsuppe ist besonders bekömmlich.

Gut zu wissen: Wenn Sie Ihren Körper entgiften möchten, ist eine leichte Gemüsesuppe (auch mit Kürbis oder Brokkoli) am Abend ideal, denn sie ist am besten verdaulich. Wie ich aber bereits auf Seite xy ausgeführt habe, können Sie am Abend auch Pellkartoffeln (mit oder ohne Schale) essen. Dazu servieren Sie einfach Gemüse oder Kräuterquark – aber bitte nicht zu stark würzen.

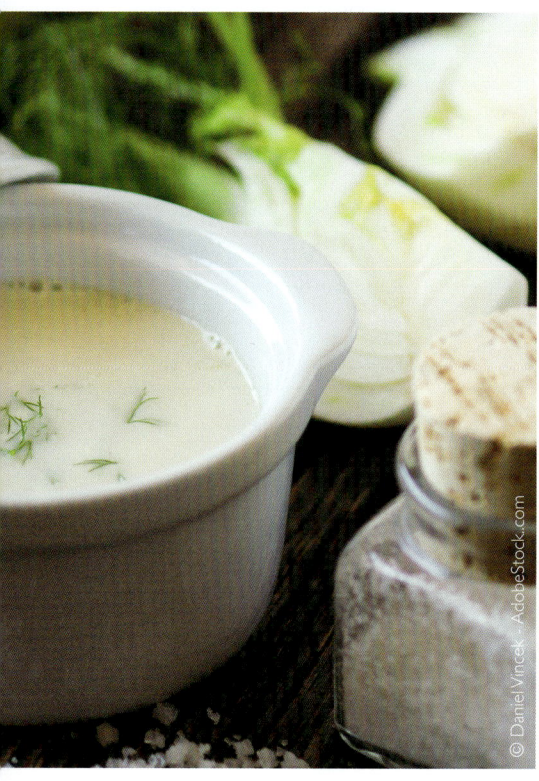

Schwierigkeitsgrad

Zubereitung – 30 Min.

223 kcal

FÜR 2 PERSONEN

½ Zwiebel
1 EL Olivenöl
½ l Gemüsebrühe
300 g Fenchel
200 g Kartoffeln
½ TL Koriander
1 Prise Salz
2 EL Sahne
1 EL Petersilie

© Daniel Vincek - AdobeStock.com

Für Ihre Notizen